Claudia Peters

Infektionsrisiken gegenüber multiresistenten Erregern (MRSA) bei Beschäftigten im Gesundheitsdienst

Claudia Peters

Infektionsrisiken gegenüber multiresistenten Erregern (MRSA) bei Beschäftigten im Gesundheitsdienst

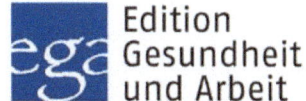

Edition
Gesundheit
und Arbeit

© 2018
Edition Gesundheit und Arbeit,
Schriftenreihe des CVcare, Band 10
Infektionsrisiken gegenüber multiresistenten Erregern (MRSA)
bei Beschäftigten im Gesundheitsdienst

Universitätsklinikum Hamburg-Eppendorf (UKE),
CVcare | Bethanien-Höfe Eppendorf
Martinistraße 52, 20246 Hamburg
www.uke.de

Herausgeber
Prof. Dr. med. Albert Nienhaus
a.nienhaus@uke.de

Autorin
Claudia Peters

Redaktion
Elisabeth Muth

Gestaltung
Ethel Knop

Verlag
tredition GmbH, Hamburg
ISBN: 978-3-7439-9534-5

Bibliografische Information der Deutschen Nationalbibliothek
Die Deutsche Nationalbibliothek verzeichnet diese Publikation in der Deutschen Nationalbibliografie; detaillierte bibliografische Daten sind im Internet über http://dnb.d-nb.de abrufbar.

Inhaltsverzeichnis

Vorwort Herausgeber   9

Zusammenfassung   11

Abstract   13

Publikationsliste   15

1. Synopse   17

1.1   Einleitung   17

1.2   Hintergrund   19

1.3   Studie 1 – Hygienemanagement in der stationären Altenpflege   22

1.3.1   Studienziel   22

1.3.2   Methoden   23

1.3.3   Ergebnisse   23

1.3.4   Diskussion   25

1.4   Studie 2 – MRSA-Screening in der stationären Altenpflege   25

1.4.1   Studienziel   25

1.4.2   Methoden   26

1.4.3   Ergebnisse   27

1.4.4   Diskussion   31

1.5   Studie 3 – MRSA bei Beschäftigten aus Sicht der
        Krankenhaushygiene   33

1.5.1   Studienziel   33

1.5.2   Methoden   33

1.5.3   Ergebnisse   34

1.5.4   Diskussion   38

1.6   Diskussion   39

1.7   Fazit   43

2.   Publikationen   44

        Publikation 1 – Hygienemanagement in der
        stationären Altenpflege   45

        Publikation 2 – MRSA-Screening in der
        stationären Altenpflege   55

        Publikation 3 – MRSA bei Beschäftigten aus Sicht
        der Krankenhaushygiene   69

3. Literaturverzeichnis   77

4. Abkürzungsverzeichnis   83

5. Abbildungsverzeichnis   84

6. Tabellenverzeichnis   84

Vorwort Herausgeber

Die Edition Gesundheit und Arbeit (ega) ist eine Schriftenreihe des Competenzzentrums für Epidemiologie und Versorgungsforschung bei Pflegeberufen (CVcare) am Universitätsklinikum Hamburg-Eppendorf (UKE).

Mit der *ega* soll die Diskussion im deutschsprachigen Raum über effektive und effiziente Wege zur Verbesserung des Gesundheitsschutzes, der betrieblichen Gesundheitsförderung sowie des betrieblichen Gesundheitsmanagements unter besonderer Berücksichtigung der betrieblichen Wiedereingliederung sowie der Rehabilitation gefördert werden. Die *ega* ist eine Plattform für interdisziplinäre Beiträge aus der arbeitsweltbezogenen Gesundheitsforschung. Die Disziplinen Psychologie, Arbeitsmedizin, Gesundheitswissenschaften, Gesundheitsökonomie, Rehabilitations- und Versorgungsforschung sollen damit näher zusammengeführt und zum gegenseitigen Austausch angeregt werden.

Das CVcare ist Teil des Institutes für Versorgungsforschung in der Dermatologie und bei Pflegeberufen (IVDP) am UKE. Die Grundfinanzierung des CVcare wird durch eine Stiftung der Berufsgenossenschaft für Gesundheitsdienst und Wohlfahrtspflege (BGW) sichergestellt. Das CVcare kooperiert daher eng mit der BGW und hier insbesondere mit deren Forschungsbereich Grundlagen der Prävention und Rehabilitation (GPR).

Das CVcare stellt epidemiologische Daten zur Arbeits- und Gesundheitssituation von Pflegekräften und anderen Beschäftigten im Gesundheitswesen und in der Wohlfahrtspflege zur Verfügung. Angebote zur arbeitsweltbezogenen Gesundheitsförderung, Prävention und Rehabilitation werden unter besonderer Berücksichtigung des demografischen Wandels im Sinne der Versorgungsforschung überprüft. In praxisorientierten Projekten werden Vorschläge zur weiteren Verbesserung dieser Angebote entwickelt.

Schwerpunktthemen des CVcare sind die Arbeitssituation älterer Beschäftigter in der Pflege, arbeitsbedingte Beschwerden des Bewegungsapparates (MSB), Infektionsrisiken mit den Schwerpunkten Nadelstichverletzungen, Tuberkulose und multiresistente Erreger (MRE), psychosoziale Belastungen am Arbeitsplatz mit dem besonderen Schwerpunkt Gewalt am Arbeitsplatz sowie die Evaluation der Rehabilitationsleistungen der BGW und anderer Träger der gesetzlichen Unfallversicherung (GUV).

Der zehnte Band der Edition gibt die Promotionsarbeit „Infektionsrisiken gegenüber multiresistenten Erregern (MRSA) bei Beschäftigten im Gesundheitsdienst" von Claudia Peters wieder. Im Rahmen dieses Promotionsprojektes wurden beruflich bedingte Infektionsrisiken und Maßnahmen zur Prävention am Beispiel von multi-resistenten *Staphylococcus aureus* (MRSA) in der Altenpflege untersucht. MRSA ist lediglich ein Vertreter innerhalb einer größeren Gruppe von multiresistenten Erregern (MRE). MRSA hat jedoch in der Arbeitsmedizin eine besondere Bedeutung, da eine MRSA-Besiedlung im Gegensatz zu den anderen Besiedlungen mit MRE saniert wer-den kann. Für den Patientenschutz ist MRSA ebenfalls von besonderer Bedeutung, da Beschäftigte im Gesundheitswesen als möglicher Vektor für die Verbreitung von MRSA unter den Patienten dienen können. Der Umgang mit MRSA bei Beschäftigten bedeutet besondere Probleme, da nicht geregelt ist, wie mit MRSA besiedelten Mitarbeitern verfahren werden soll. Eine MRSA-Besiedlung ist keine Erkrankung. Deshalb ist die gesetzliche Krankenversicherung nicht zuständig für die Sanierung. Eine MRSA-Besiedlung ist aber auch kein regelwidriger Körperzustand. Vielmehr er-folgt eine Sanierung von Beschäftigten im Gesundheitswesen primär als Drittschutz, d. h. als Patientenschutz. Deshalb können die Träger der gesetzlichen Unfallversiche-rung die Kosten für eine Sanierung im Rahmen eines Berufskrankheitenverfahrens nicht übernehmen. Besondere Probleme bereitet MRSA in der Altenpflege. Alte, multimorbide Menschen haben ein erhöhtes Risiko für eine MRSA-Besiedlung. Andererseits müssen noch stärker als im Krankenhaus die Bedürfnisse und Lebensqualität der Betroffenen bei der Sanierung und bei der Prävention der nosokomialen Überragung berücksichtigt werden. Eine Isolierung von besiedelten Bewohnern in einer Altenpflegeeinrichtung ist nicht möglich, um Stigmatisierung und Vereinsamung der Betroffenen zu vermeiden. Deshalb ist Aufklärung über die Hygienemaßnahmen zur Vermeidung von Übertragungen sowohl für die Bewohner als auch für die Beschäftigten wichtig. In diesem Kontext beschäftigt sich die Arbeit von Frau Peters mit der Hygiene in Altenpflegeeinrichtungen, mit der Häufigkeit von MRSA bei Beschäftigten und Bewohnern in der stationären Altenpflege in Hamburg sowie mit dem Umgang mit MRSA bei Beschäftigten aus Sicht von Krankenhaushygienikern und Betriebsärzten.

Ich hatte die Freude, die Promotionsarbeit von Frau Peters zusammen mit Prof. Dr. Roland Diel, Institut für Epidemiologie der Christian-Albrechts-Universität zu Kiel, und Prof. Dr. Volker Harth, Leiter des Zentralinstitutes für Arbeitsmedizin und Schifffahrtsmedizin (ZfAM), Hamburg, zu betreuen. Für die Unterstützung und gute Zusammenarbeit möchte ich mich hier bei beiden bedanken.

Es freut mich, dem interessierten Leser die Arbeit zu MRSA bei Beschäftigten im Gesundheitswesen in der Schriftenreihe *ega* zur Verfügung stellen zu können.

Hamburg, im November 2018 Prof. Dr. med. Albert Nienhaus

Zusammenfassung

Einleitung

Beschäftigte in Gesundheitsberufen kommen häufig in Kontakt mit infizierten Personen und haben durch ihre berufliche Tätigkeit ein erhöhtes Infektionsrisiko im Vergleich zur Allgemeinbevölkerung. Routinedaten zeigen, dass die klassischen Infektionskrankheiten Tuberkulose und Hepatitis immer noch einen großen Anteil an den Berufskrankheiten haben. In zunehmendem Maße werden die multiresistenten Erreger (MRE) zu einem Public Health-Problem. Als bekanntester Vertreter gilt der weltweit verbreitete Methicillin-resistente *Staphylococcus aureus* (MRSA), der für das Personal und die medizinischen Einrichtungen eine besondere Herausforderung darstellt. Auch für die Altenpflege sind MRE ein großes Problem. Ältere Menschen haben ein höheres Infektionsrisiko z.B. durch Multimorbidität, Immobilität und häufige Krankenhausaufenthalte.

In dieser Arbeit werden drei Studien im Zusammenhang mit MRE vorgestellt, die sich mit dem Hygienemanagement, der MRSA-Prävalenz und dem Umgang mit MRSA-besiedeltem Personal befassen.

Methoden

In Studie 1 wurde das Hygienemanagement in stationären Altenpflegeeinrichtungen untersucht. Das Ziel war zu erfahren, wie sich der Schutz vor MRE in den Einrichtungen für die Bewohner und das Personal gestaltet. Die MRSA-Prävalenz bei Beschäftigten und Bewohnern wurde in der 2. Studie durch Screenings ermittelt. Dabei wurden auch die bekannten Risikofaktoren für MRSA anhand eines Fragebogens erhoben. In Studie 3 wurden Krankenhaushygiene-Mitarbeiter zu ihren Erfahrungen im Umgang mit MRSA-besiedeltem Personal befragt und die Ergebnisse mit einer Untersuchung von Betriebsärzten verglichen.

Ergebnisse

Das Hygienemanagement in der stationären Altenpflege zeichnet sich durch Standards und Vorgaben aus, die Hygieneschulungen wurden regelmäßig durchgeführt. Probleme zeigten sich in der Kommunikation mit Krankenhäusern und Hausärzten sowie beim Mitarbeiterschutz.

Beim MRSA-Screening wurde eine Prävalenz von 1,6 % bei den Mitarbeitern und 5,5 % bei den Bewohnern ermittelt. Bei den Mitarbeitern gab es einen Zusammenhang zwischen MRSA-Besiedlung und männlichen Beschäftigten. Bei den Bewohnern waren chronische Hauterkrankungen sowie Harnwegskatheter oder Ernährungssonden als Risikofaktoren erkennbar.

Die Hygienemitarbeiter berichteten von einem unterschiedlichen Umgang mit MRSA-positivem Personal, dieser reicht vom Tätigkeitsverbot bis zur Weiterarbeit unter Beachtung der Hygienerichtlinien. Die Betriebsärzte waren mit anderen Tätigkeitsschwerpunkten in die Betreuung von Mitarbeitern involviert.

Fazit

In medizinischen Einrichtungen werden multiresistente Erreger als ein Thema mit besonderer Relevanz wahrgenommen. Der Schutz von Personal und Patienten/ Bewohnern sowie gezielte Maßnahmen zur Prävention werden auch in Zukunft eine große Herausforderung darstellen.

Abstract

Introduction

Healthcare professionals are, compared to the general population, at an increased risk for infection. This is due to their frequent contact with infected individuals and their occupational activities. Routine records indicate that the classical infectious diseases tuberculosis and hepatitis still account for a large share of the occupational diseases. Multidrug Resistant Organisms (MDROs) are an increasing public health problem. The best-known representative is the globally spread methicillin-resistant *Staphylococcus aureus* (MRSA), that presents a particular challenge for health care workers and medical facilities. MDROs are a major problem in the care for the elderly, with clients at a higher infection risk due to multimorbidity, immobility, and frequent hospitalisation. This paper presents three studies associated with MDROs that address hygiene management, MRSA prevalence, and the handling of MRSA colonized healthcare professionals.

Methods

Study 1 investigated the infection control in residential care facilities, with the aim of discovering how residents and staff are protected from MDROs. The second study addressed the question of MRSA prevalence in health care workers and residents by means of a screening examination. Additionally, the relevant risk factors for MRSA were obtained in a survey. In a third study hospital hygiene professionals were questioned regarding their experience with the handling of MRSA colonized health care workers and the results were then compared with figures from an investigation carried out by occupational physicians.

Results

The infection control in nursing homes was characterized by standards and guidelines, frequent hygiene trainings were conducted. However, problems in the communication with hospitals and general practitioners were identified, as well as in the protection of employees. The MRSA screening showed a prevalence of 1.6 % in health care workers and 5.5 % in residents. A correlation between MRSA colonization and male staff members became evident. Chronic skin diseases and indwelling devices were identified as risk factors for colonization in residents. The hospital hygiene professionals reported different approaches in the handling of MRSA positive employees, ranging from continuation of employment under adherence of hygiene guidelines to temporary prohibition from work. The occupational physicians were involved in the support of staff members with a different emphasis.

Conclusion

Multidrug Resistant Organisms are perceived as an issue of particular relevance in medical facilities. The protection of employees as well as patients and residents and the implementation of specific measures of prevention will remain a challenge for the future.

Publikationsliste

Peters C, Schablon A, Bollongino K, Maass M, Kass D, Dulon M, Diel R, Nienhaus A (2014).
Multiresistant pathogens in geriatric nursing – infection control in residential facilities for geriatric nursing in Germany.
GMS hygiene and infection control; 9 (3): Doc22.

Peters C, Dulon M, Lietz J, Nienhaus A (2016).
Der Umgang mit MRSA bei Beschäftigten im Gesundheitsdienst aus Sicht der Krankenhaushygiene.
Das Gesundheitswesen (EFirst).

Peters C, Dulon M, Kleinmüller O, Nienhaus A, Schablon A (2017).
MRSA Prevalence and Risk Factors among Health Personnel and Residents in Nursing Homes in Hamburg, Germany – A Cross-Sectional Study.
PLoS One; 12: e0169425.

Weitere Publikationen zum Thema: „Infektionsrisiken gegenüber multiresistenten Erregern (MRSA) bei Beschäftigten im Gesundheitsdienst" unter Beteiligung der Doktorandin:

Dulon M, Haamann F, Peters C, Schablon A, Nienhaus A (2011).
MRSA prevalence in European healthcare settings: a review.
BMC Infect Dis; 11: 138.

Dulon M, Peters C, Schablon A, Nienhaus A (2014).
MRSA carriage among healthcare workers in non-outbreak settings in Europe and the United States: a systematic review.
BMC Infect Dis; 14: 363.

Schönrock S, Schablon A, Nienhaus A, Peters C (2015).
What do healthcare workers in elderly care know about occupational health and safety? An explorative survey.
J Occup Med Toxicol; 10: 36.

Synopse

1.1 Einleitung

Beschäftigte im Gesundheitsdienst kommen durch ihre berufliche Tätigkeit häufig in Kontakt mit Menschen, die an Infektionen erkrankt sind. Ein erhöhtes Risiko gegenüber Infektionen für das Personal im Vergleich mit der Allgemeinbevölkerung wird in zahlreichen Studien beschrieben. Bei den luftübertragbaren Erkrankungen haben Beschäftigte durch den Kontakt mit erkrankten Patienten ein erhöhtes Risiko für Tuberkulose (TB) und latente Tuberkuloseinfektion (LTBI) (Nienhaus 2012). Auch bei Influenza-Pandemien wie 2009 mit dem H1N1-Virus zeigt sich ein erhöhtes Infektionsrisiko für medizinisches Personal (Lietz 2016). Hepatitis B und C stellen bei Blutkontakt und Nadelstichverletzungen eine besondere Gefährdung für Beschäftigte in Gesundheitsberufen dar (Askarian 2011; Westermann 2015). Im medizinischen Bereich gibt es zudem Tätigkeiten, die eine besondere Gefährdung gegenüber speziellen Erregern beinhalten. So sind bei Gastroskopien die Endoskopie-Mitarbeiter gegenüber dem *Helicobacter pylori*-Bakterium besonders exponiert, das für Magen- und Zwölffingerdarmgeschwüre verantwortlich ist und als chronische Infektion ein Magenkarzinom verursachen kann (Peters 2011). Ein enger beruflicher Kontakt zu Kleinkindern wie bei pädiatrisch tätigem Personal bedeutet für Schwangere ein erhöhtes Infektionsrisiko für die Übertragung des Cytomegalievirus, das fetale Schädigungen zur Folge haben kann (Stranzinger 2016). Durch die Zunahme multiresistenter Erreger (MRE) in Einrichtungen des Gesundheitswesens haben Beschäftigte im Umgang mit Patienten bei pflegerischen und medizinischen Maßnahmen ein höheres Risiko für eine Übertragung dieser Erreger als die Allgemeinbevölkerung (Albrich 2008, Dulon 2014).

Die Häufigkeit von berufsbedingten Infektionskrankheiten bei Beschäftigten im Gesundheitsdienst wird über die Routinedaten der Berufsgenossenschaft für Gesundheitsdienst und Wohlfahrtspflege (BGW) im Rahmen des Berufskrankheiten-Verfahrens analysiert. Im Jahr 2015 gab es insgesamt 12.696 meldepflichtige Anzeigen auf den Verdacht einer Berufskrankheit (BK). Davon entfielen 57 % auf Hauterkrankungen, 23 % auf Wirbelsäulenerkrankungen und 7 % auf Infektionskrankheiten (BGW 2016). Unter der BK-Nr. 3101 werden die Infektionskrankheiten erfasst, die von Mensch zu Mensch übertragbar sind und durch die Ausübung einer beruflichen Tätigkeit im Gesundheitsdienst, in der Wohlfahrtspflege oder in einem Laboratorium eine besondere Infektionsgefahr darstellen. Für eine Anerkennung muss das Risiko gegenüber der Allgemein-bevölkerung erhöht sein (BAuA 2016a). Die Verdachtsanzeigen bei einer berufsbe-dingten Infektionskrankheit betreffen in erster Linie die klassischen Erkrankungen Tuberkulose und latente Tuberkuloseinfektion als luftübertragbare sowie Hepatitis B und C als blutübertragbare Infektionen. 2014 wurden mehr als 40 % der 496 aner-kannten infektionsbedingten BK durch die LTBI verursacht, 16 % entfielen auf TB, 8 % auf die Hepatitiden B und C (Dulon 2015, s. Tab. 1).

Tabelle 1 Verdachtsanzeigen und anerkannte Berufskrankheiten 2014 bei der BGW (Dulon 2015)

Infektionskrankheiten	Verdachtsanzeigen n (%)	Anerkannte BK n (%)
Blutübertragbare Infektion		
Hepatitis B	58 (6,2)	11 (2,2)
Hepatitis C	68 (7,3)	27 (5,4)
HIV-Infektion	5 (0,5)	3 (0,6)
Kontaktinfektion		
Hepatitis A+E	7 (0,8)	2 (0,4)
MRSA/ORSA	58 (6,2)	5 (1,0)
Skabies	193 (20,8)	136 (27,4)
Luftübertragbare Infektion		
Tuberkulose	94 (10,1)	81 (16,3)
Latente Tuberkuloseinfektion	297 (32,0)	205 (41,3)
Influenza	9 (1,0)	1 (0,2)
Übrige Infektionskrankheiten	140 (15,1)	25 (5,0)
Gesamt	**929**	**496**

Multiresistente Erreger spielen im BK-Verfahren eine untergeordnete Rolle: 2014 waren 6 % der meldepflichtigen BK-Anzeigen auf Methicillin-resistente *Staphylo-coccus aureus* (MRSA) zurückzuführen, im selben Jahr wurden fünf Fälle (1 %) als BK anerkannt (Dulon 2015). Eine Anerkennung von MRSA als BK erfolgt nur bei einer Infektion, da eine Besiedlung nicht die gesetzliche Voraussetzung des regelwidrigen Körperzustandes erfüllt (§ 9 Abs. 1 SGB VII). Angaben zu den Mel-dungen über weitere MRE bei der BGW sind derzeit nicht möglich, sie werden daten-technisch nicht gesondert erfasst. Nur vereinzelt wurden bislang epidemiologische

Studien mit kleiner Teilnehmerzahl zu MRE bei Beschäftigten in Gesundheitsberufen veröffentlicht. Sie zeigen, dass auch Mitarbeiter beispielsweise mit Vancomycin-resistenten Enterokokken (VRE) und Extended-Spectrum-Beta-Laktamasen (ESBL) produzierenden Enterobakterien besiedelt sein können (Gruber 2013; March 2014).

1.2   Hintergrund

Die vorliegende Arbeit befasst sich mit der Infektionsgefährdung durch multiresistente Erreger (MRE) von Mitarbeitern im Gesundheitsbereich. MRE tauchen häufig als Schlagzeilen in den Medien auf, insbesondere wenn von Ausbrüchen, vermehrten Todesfällen oder eklatanten Hygienemängeln in Kliniken berichtet wird. Sie stellen ein zunehmendes Public Health-Problem dar. MRE wird als ein allgemeiner Begriff verwendet, der alle gramnegativen und grampositiven Bakterien umfasst, die eine Resistenz gegenüber verschiedenen Antibiotika oder Antibiotikagruppen entwickelt haben. Als bekanntester Vertreter gilt der Methicillin-resistente *Staphylococcus aureus* (MRSA). MRSA ist ein weltweit verbreiteter Erreger, der als häufigster Verursacher von nosokomialen Infektionen gilt (Köck 2011). Nicht nur die Infektion, sondern auch eine meist symptomfrei verlaufende Besiedlung mit MRSA ist von Bedeutung. Die hauptsächliche Lokalisation von *Staphylococcus aureus* sind die Nasenvorhöfe, aber andere Regionen wie Hände, Haut und Rachen können ebenfalls besiedelt sein (Wertheim 2005). Bei einer MRSA-Besiedlung wird zwischen vorübergehend (transient) und chronisch (persistent) unterschieden. Eine Besiedlung heißt zugleich Trägerschaft von MRSA-Bakterien und die Möglichkeit einer Transmission auf andere Menschen (Albrich 2008). Bei einer MRSA-Besiedlung ist die Durchführung von Dekolonisierungsmaßnahmen möglich, um eine Infektion beim Besiedelten zu verhindern und die Wahrscheinlichkeit der Übertragung auf andere Personen zu vermindern (KRINKO 2014).

Die MRSA-Prävalenz für die Allgemeinbevölkerung in Deutschland wurde mit 0,7 % angegeben (Köck 2016). Angaben zur Häufigkeit von MRSA-Besiedlungen bei Patienten in den verschiedenen Bereichen des Gesundheitswesens lagen für Europa zwischen 1 % und 24 % (Dulon 2011). Beim Personal fanden sich durchschnittliche Prävalenzraten von 4,6 % (Albrich 2008) und 5 % (Hawkins 2011). Ein Review zu MRSA-Untersuchungen in Nichtausbruchssituationen stellte Prävalenzen zwischen 0,2 % und 15 % fest (Dulon 2014). In medizinischen Einrichtungen in Deutschland ergaben Untersuchungen bei Mitarbeitern MRSA-Prävalenzen von 0,4 % bis 4,5 % (KRINKO 2014).

Im beruflichen Kontext stellt eine MRSA-Besiedlung im Gegensatz zur Infektion keine Erkrankung im versicherungsrechtlichen Sinne dar. Dennoch bedeutet diese Besiedlung für die Betroffenen eine große Herausforderung. Im Vordergrund steht zunächst die Angst vor der Gefährdung der eigenen Gesundheit. Aber auch für das Hygienemanagement medizinischer Einrichtungen ist die MRSA-Besiedlung von Mitarbeitern eine Herausforderung, vor allem wenn es sich um eine dauerhafte oder nicht sanierbare Besiedlung handelt. Hier stehen der Arbeitsschutz und die Mitarbeiterfürsorge im Mittelpunkt, auf der anderen Seite geht es um Patientensicherheit und die Vermeidung der Übertragung und Weiterverbreitung von MRSA. Medizinisches Personal scheint eher eine Vektorfunktion bei einer indirekten Übertragung zu haben (Albrich 2008). Dennoch konnten einzelne Untersuchungen von MRSA-Ausbrüchen Mitarbeiter als Quellen identifizieren, vor allem wenn eine dauerhafte Trägerschaft oder eine Hauterkrankung bestand. Die Übertragung von MRSA durch besiedelte Mitarbeiter ist jedoch nicht endgültig geklärt (Hawkins 2011). Bei gesunden Menschen muss die Besiedlung nicht behandelt werden, bei geschädigter Haut allerdings können die Erreger die Hautbarriere durchdringen und eine Infektion verursachen. Wie die Auswertung von BK-Daten ergab, kann eine MRSA-Infektion bei den Betroffenen zu schwerwiegenden Krankheitsverläufen und beruflichen Konsequenzen führen (Haamann 2011).

Besondere Relevanz im klinischen Alltag hat der Schutz von Patienten und Beschäftigten vor einer Weiterverbreitung der Erreger von Infektionskrankheiten. Bei der Prävention stehen die Maßnahmen der Standard- oder Basishygiene an erster Stelle, die im Umgang mit Patienten immer eingehalten werden sollten. Neben der Händehygiene sind u.a. Barrieremaßnahmen (persönliche Schutzausrüstung), die Flächendesinfektion, die Wäscheaufbereitung und die Abfallentsorgung darunter zu verstehen. Darüberhinausgehende Präventionsmaßnahmen müssen nach der Durchführung einer Risikoanalyse entsprechend angepasst werden (KRINKO 2015).

Diese Arbeit setzt sich aus drei Veröffentlichungen zusammen, die zum Thema MRE und MRSA im Rahmen des PhD-Programms am Universitätsklinikum Hamburg-Eppendorf (UKE) entstanden sind. Die ersten beiden Studien sind im Bereich der Altenpflege angesiedelt. Das Wissen über die berufliche Exposition von Pflegekräften in stationären Altenpflegeeinrichtungen in Deutschland ist bisher gering, weil sie wesentlich seltener Untersuchungsziel sind als Pflegekräfte im klinischen Bereich. Im Jahr 2013 waren in Deutschland 2,6 Millionen Menschen pflegebedürftig. Davon wurden 29 % in Pflegeeinrichtungen vollstationär versorgt (Abb. 1). Mit zunehmendem Alter steigt der Pflegebedarf, so dass der Anteil der Pflegebedürftigen bei den ab 90-Jährigen 64 % beträgt (Destatis 2015). In Hamburg gab es 2013 193 Pflegeeinrichtungen, in denen rund 16.000 Pflegebedürftige betreut wurden. Dreiviertel der Betreuten waren 80 Jahre und älter (Statistik-Nord 2015). Die Prognose zur Bevölkerungsentwicklung geht von einer stetigen Zunahme aus, für das Jahr 2030 werden 3,4 Mio Pflegebedürftige erwartet (Destatis 2010). In Einrichtungen der Altenpflege wird somit die Zahl älterer Menschen weiter zunehmen.

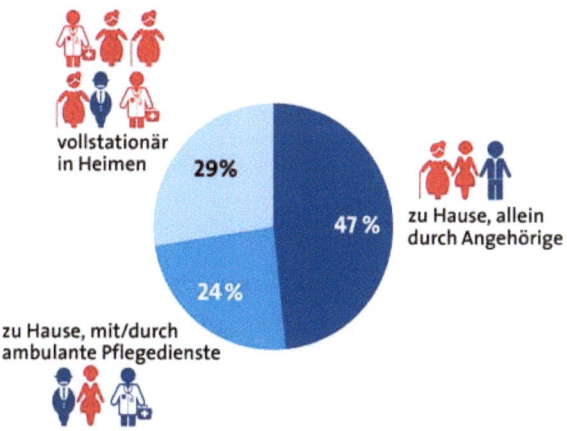

Abbildung 1 Versorgung Pflegebedürftiger in Deutschland 2013 (BiB 2015)

Die Altenpflege wird häufig als eine „Brutstätte" von Keimen angesehen, auch wenn verschiedene Studien das Gegenteil zeigen (z. B. von Baum 2002; Heuck 2003). Trotzdem haben die Bewohner von Altenpflegeeinrichtungen ein erhöhtes Risiko für MRE und nosokomiale Infektionen, beispielsweise aufgrund chronischer Erkrankungen, Multimorbidität und damit einhergehenden häufigen Krankenhausaufenthalten. Aus der stationären Krankenhausversorgung werden immer mehr Patienten frühzeitig entlassen, die anschließend auf eine ambulante oder stationäre Pflege angewiesen sind (Ruscher 2012).

Vor diesem Hintergrund wurde als Erstes das Hygienemanagement in den stationären Einrichtungen der Altenpflege untersucht. Dabei sollte vor allem erfragt werden, was die Einrichtungen den „neuen" Herausforderungen durch multiresistente Erreger entgegensetzen, um die Mitarbeiter, aber auch die Bewohner zu schützen. Hierbei ging es vor allem um die wesentlichen Aspekte der Infektionsprävention wie die Infektionshygiene, Hygienepläne und Mitarbeiterschulungen. In einem zweiten Schritt wurde ein MRSA-Screening in Einrichtungen der stationären Altenpflege in Hamburg durchgeführt. Mitarbeiter und Bewohner wurden zeitgleich auf MRSA untersucht, so dass Angaben zur Prävalenz und zur beruflichen MRSA-Exposition zur Verfügung standen.

In der dritten Studie wurde die Frage untersucht, was mit Beschäftigten mit einem positiven MRSA-Befund geschieht. Dafür wurden Mitarbeiter der Krankenhaushygiene zum Umgang mit Betroffenen in ihren Einrichtungen befragt. Die Antworten wurden mit denjenigen aus einer früheren Befragung von Betriebsärzten zu diesem Thema verglichen. Die Ergebnisse aus dem Praxisalltag der Krankenhaushygiene-Mitarbeiter und der Betriebsärzte wurden anhand der aktuellen Regelungen in Deutschland diskutiert. Die drei Publikationen sind jeweils in der Originalveröffentlichung im Anhang zu finden.

1.3 Studie 1 – Hygienemanagement in der stationären Altenpflege

1.3.1 Studienziel

Die Zunahme multiresistenter Erreger stellt für die Altenpflege ein großes Problem dar. Ältere Menschen haben eine hohe Infektionsgefährdung z. B. durch chronische Krankheiten, eingeschränkte Mobilität, häufige Krankenhausaufenthalte und nachlassende Funktionsfähigkeit des Immunsystems, der Immunseneszenz (Pfister 2006). Als die primärpräventive Maßnahme gegen eine Übertragung von Infektionen gilt Hygiene. Die Anforderungen an das Hygienemanagement in stationären Altenpflegeeinrichtungen sind vergleichbar mit denen in Krankenhäusern (Engelhart 2005), aber Infektionsprävention in der Altenpflege bedeutet einen Balanceakt für die Mitarbeiter. Einerseits ist es wichtig, den Wohnraum und die Privatsphäre der Bewohner zu schützen und ihnen eine angemessene Lebensqualität zu ermöglichen. Andererseits müssen die Belange der Hygiene zur Vermeidung der Erregerübertragung beachtet und andere Bewohner, Besucher und das Personal geschützt werden. Aus diesem Grund sollte untersucht werden, wie gut stationäre Altenpflegeeinrichtungen auf die Herausforderungen durch multiresistente Erreger vorbereitet sind und wie sich das Hygienemanagement zum Schutz der Bewohner und Mitarbeiter gestaltet. Die Erhebung wurde im Rahmen eines vom Bundesministerium für Gesundheit geförderten Projektes im Förderschwerpunkt „Antibiotikaresistenz, Hygiene und Nosokomiale Infektionen" durchgeführt.

1.3.2 Methoden

2012 wurde bundesweit eine Querschnittsuntersuchung in Einrichtungen der stationären Altenpflege durchgeführt. Eingeschlossen waren Pflegeeinrichtungen, in denen ältere Menschen von qualifizierten Pflegekräften 24 Stunden am Tag stationär betreut wurden. Für die Studie wurde ein umfassender Fragebogen entwickelt, in dem wichtige Kenngrößen zur Altenpflegeeinrichtung wie die Anzahl der Mitarbeiter, der Bewohner und der Pflegestufen, wesentliche Merkmale der Infektionshygiene in Bezug auf Mitarbeiterschulungen und Wäscheaufbereitung sowie der Umgang mit Bewohnern mit MRE und der Personalschutz erfasst wurden. Die Befragung wurde vom Gesundheitsamt Hamburg-Nord in 157 Einrichtungen in Hamburg durchgeführt. Das CVcare hat 189 Einrichtungen in Norddeutschland (außer Hamburg) für die Teilnahme an einem Interview vor Ort kontaktiert sowie weitere 237 Altenpflegeeinrichtungen deutschlandweit angeschrieben und um das Ausfüllen des Fragebogens gebeten.

Die statistische Auswertung erfolgte deskriptiv als Vergleich zwischen der Hamburger und der bundesweiten Stichprobe. Unterschiede wurden mit dem exakten Test nach Fisher untersucht. Das Signifikanzniveau wurde auf $p < 0{,}05$ festgelegt.

1.3.3 Ergebnisse

Insgesamt 194 Fragebögen aus stationären Altenpflegeeinrichtungen wurden ausgewertet. Die Responserate für Hamburg betrug 54 %, für die fragebogengestützten Interviews 29 % und für die postalische Befragung 25 %. In Hamburg haben überwiegend größere Altenpflegeeinrichtungen an der Befragung teilgenommen, in den anderen Bundesländern waren dagegen eher kleinere Häuser mit einer Größe bis zu 100 Bewohnern beteiligt.
Bei den weiteren Studienergebnissen deuteten nur einzelne Punkte auf Unterschiede zwischen den Erhebungsarten hin. Insgesamt gab es in den befragten Altenpflegeeinrichtungen ein gutes Infektionshygienemanagement: In 98 % der Einrichtungen gab es Standards zum Umgang mit MRE, die in den Hygieneplänen enthalten waren, und es wurden regelmäßige Hygieneschulungen sowie Audits oder Begehungen durch Hygienefachpersonal durchgeführt. Das Aufbereiten der Wäsche der Bewohner wurde sehr unterschiedlich gehandhabt: Entweder wurden Fremdanbieter beauftragt (40 %) oder die Wäscheaufbereitung wurde selbst mit einer Industriewaschmaschine durchgeführt (20 %).

Wenn ein Bewohner aus dem Krankenhaus in die stationäre Altenpflege (zurück-) verlegt wurde, waren in Hamburg 71% der befragten Einrichtungen über das Vorhandensein von MRE informiert. In den restlichen Bundesländern erhielten nur 41% diese Informationen, aber die Hälfte dieser Teilnehmer gab an, dass die Informationsweitergabe zumindest „meistens" erfolge.

Hinsichtlich möglicher Kommunikationsprobleme in Bezug auf MRE wurden am häufigsten die Schnittstellen Altenpflegeeinrichtung/Krankenhäuser und Altenpflegeeinrichtung/Hausärzte genannt (Abb. 2).

Beim Auftreten von MRE wurden die betroffenen Bewohner größtenteils isoliert. Dabei stand an erster Stelle die Einzelzimmerisolierung (>96%), die angesichts der baulichen Ressourcen größtenteils möglich war. Die Kontaktisolierung oder Barrierepflege mit zusätzlicher Schutzkleidung bei Bewohnerkontakt wurde ebenfalls häufig angewendet.

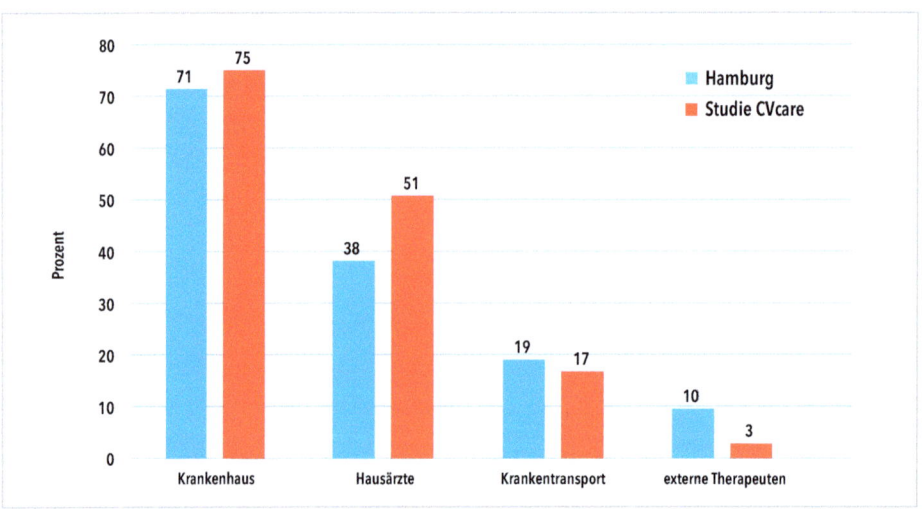

Abbildung 2 Schnittstellenprobleme beim Thema MRE zwischen Altenpflegeeinrichtungen und anderen Akteuren

Personalschutz und Personalhygiene

In den befragten Altenpflegeeinrichtungen wurde überwiegend Berufskleidung getragen. Diese Kleidung stellte der Arbeitgeber allerdings den Mitarbeitern nicht immer zur Verfügung. Demgegenüber war in allen Einrichtungen die Bereitstellung von ausreichend Schutzkleidung für die Betreuung von erkrankten/infizierten Bewohnern gewährleistet. In 21% der Einrichtungen wurden Mitarbeiter mit chronischen Hauterkrankungen auch für die Betreuung von MRE-Bewohnern eingesetzt. Die Durchführung einer Gefährdungsbeurteilung hinsichtlich eines Infektionsrisikos der Mitarbeiter gab nur die Hälfte aller Einrichtungen an (diese Fragen wurden in Hamburg nicht gestellt).

1.3.4 Diskussion

Multiresistente Erreger rücken auch in der stationären Altenpflege immer mehr in den Fokus, die Aufmerksamkeit und das Interesse für den Schutz vor MRE nehmen zu. Die Untersuchung zum Infektionshygienemanagement hat gezeigt, dass MRE im Arbeitsalltag in stationären Altenpflegeeinrichtungen eine Rolle spielen: Die Hygienepläne enthielten Standards und Vorgaben zum Infektionsmanagement, Personalschulungen zur Vermeidung bzw. zum Umgang mit MRE wurden regelmäßig durchgeführt. Des Weiteren wurden verschiedene Anstrengungen zur Infektionsprävention unternommen, wie die Isolierung von erkrankten Bewohnern, die hygienische Wäscheaufbereitung oder auch Schulungen zur Händedesinfektion der Mitarbeiter und Bewohner und deren Aufklärung bei einer MRE-Erkrankung. Als ein wesentliches Ergebnis sind die aufgezeigten Defizite und die daraus resultierenden Probleme bei der Kommunikation zwischen den verschiedenen Akteuren des Gesundheitsbereichs zu nennen. Auch beim Arbeitsschutz lässt sich durchaus Verbesserungspotenzial erkennen.

1.4 Studie 2 – MRSA-Screening in der stationären Altenpflege

1.4.1 Studienziel

Das Krankenhauspersonal wird zum Thema MRSA häufig in Untersuchungen einbezogen, das Wissen über das berufliche Expositionsrisiko bei Altenpflegekräften in Deutschland ist dagegen gering. Vor diesem Hintergrund wurde eine Studie durchgeführt, in der die Eintagesprävalenzen von MRSA-Besiedlungen bei Mitarbeitern in stationären Altenpflegeeinrichtungen ermittelt wurden. Die berufliche Exposition wurde durch das zeitgleiche Screening der Bewohner untersucht. Die Risikofaktoren für eine MRSA-Besiedlung wurden anhand eines Fragebogens erfasst.

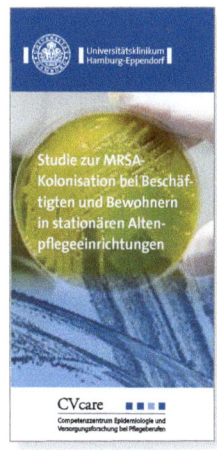

Abbildung 3 Flyer zum MRSA-Screening

1.4.2 Methoden

Eine Querschnittsuntersuchung in stationären Altenpflegeeinrichtungen aus dem Großraum Hamburg wurde von 2014 bis 2015 durchgeführt. Für die MRSA-Untersuchung wurden Abstriche der Nasenvorhöfe bei Mitarbeitern und Bewohnern entnommen (Abb. 4). Bei Bewohnern mit chronischen Wunden erfolgte zusätzlich ein Wundabstrich. Mögliche Risikofaktoren für eine MRSA-Besiedlung wurden mit einem Fragebogen ermittelt. Das Personal füllte den Fragebogen selbstständig aus, für die Bewohner übernahm dieses der Studienassistent und ergänzte die medizinischen Angaben anhand der Krankenakten und der Pflegedokumentation.

Die MRSA-Diagnostik erfolgte durch den Nachweis von *S. aureus* und der spezifischen MRSA-Resistenz gegenüber Methicillin. Für die positiven Proben wurde eine molekularbiologische Typisierung (**S. aureus P**rotein **A** Gen – (*spa*-) Typisierung) durchgeführt. Bei einem positiven MRSA-Befund erhielten die Beschäftigten zunächst die Möglichkeit eines Kontrollabstrichs und bei einem weiterhin positiven Ergebnis eine Dekolonisierungsmaßnahme. Die Sanierungskits wurden den Betroffenen zur Verfügung gestellt. Zur Kontrolle des Sanierungserfolges wurde ein weiterer Kontrollabstrich angeboten. Für MRSA-positive Bewohner wurde der Befund zur Weiterbehandlung an den zuständigen Hausarzt übermittelt.

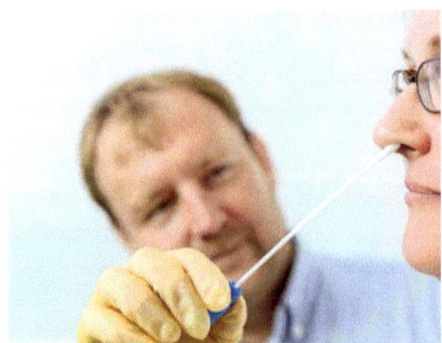

Abbildung 4 Probenentnahme zur Untersuchung auf MRSA

Die univariaten Auswertungen wurden mit dem Chi-Quadrat-Test nach Pearson bzw. bei kleiner Zellenbesetzung mit Fishers exaktem Test durchgeführt. Dabei wurden Personen mit einem MRSA-Befund Personen ohne Befund gegenübergestellt. Die multivariate Analyse erfolgte durch die logistische Regression.

1.4.3 Ergebnisse

Insgesamt neunzehn Altenpflegeeinrichtungen mit 759 Beschäftigten und 422 Bewohnern nahmen an der Studie teil. Die Responserate für alle Mitarbeiter betrug 60 %. In den einzelnen Einrichtungen nahmen zwischen 35 und 95 % der Mitarbeiter an der Studie teil. Für die Bewohner betrug die Responserate 21 %, zwischen 7 und 56 % in den einzelnen Einrichtungen.

Tabelle 2 Risikofaktoren für eine MRSA-Besiedlung beim Personal in der stationären Altenpflege in Hamburg 2014–2015 (n = 759)

Merkmal		n#	%	p-Wert*
Geschlecht				
	weiblich	607	81,3	0,01
	männlich	140	18,7	
Alter				
	unter 30 Jahre	164	21,9	
	30 bis 39 Jahre	163	21,8	
	40 bis 49 Jahre	178	23,8	0,18
	50 bis 59 Jahre	191	25,5	
	über 60 Jahre	53	7,0	
Zeit in Altenpflege				
	weniger als 1 Jahr	79	12,5	
	1 bis 5 Jahre	157	24,9	
	6 bis 10 Jahre	147	23,3	0,99
	11 bis 15 Jahre	105	16,6	
	länger als 15 Jahre	143	22,7	
Pflegerische Ausbildung				
	Altenpflege	241	38,0	
	Pflegehilfe/Assistenz	110	17,3	0,73
	Krankenpflege	58	9,1	
	Azubi	45	7,1	

Analysen ohne fehlende Werte
*p-Werte für Vergleich der Mitarbeiter mit positivem MRSA-Befund gegenüber Mitarbeitern ohne Befund

Fortsetzung Tabelle 2 Risikofaktoren für eine MRSA-Besiedlung beim Personal in der stationären Altenpflege in Hamburg 2014–2015 (n = 759)

Merkmal		n#	%	p-wert*
Pflegerische Ausbildung				
	keine pflegerische Ausbildung	78	12,3	
	sonstige	103	16,2	
Pflegerische Tätigkeit		471	62,1	0,15
Aktuelle berufliche Tätigkeit	Pflegedienst	471	63,6	
	Physio-/Ergotherapie	48	6,5	
	Sozialpädagoge/-arbeiter	7	0,9	0,21
	sonstige	215	29,0	
Enger Kontakt zu pflegebedürftigen Bewohnern		553	72,9	0,2
Stationäre Behandlung/ operativer Eingriff		85	11,2	0,38
Antibiotikaeinnahme		261	34,4	1,0
Chronische Hauterkrankung		81	10,7	0,37
Chronische Atemwegserkrankung		83	10,9	0,38
Pflege von Angehörigen		38	5,0	0,12
Ambulante Pflege		33	4,3	1,0
Kontakt zu Tieren		392	51,8	0,57

\# Analysen ohne fehlende Werte
*p-Werte für Vergleich der Mitarbeiter mit positivem MRSA-Befund gegenüber Mitarbeitern ohne Befund

Beschäftigte

Die Studienteilnehmer waren vor allem Frauen, die älter als 40 Jahre alt und mehr als fünf Jahre in der Altenpflege beschäftigt waren (Tab. 2). Mehr als die Hälfte der Teilnehmer hatte eine Altenpflegeausbildung oder war als Pflegehelfer tätig.

Im Rahmen der beruflichen Tätigkeit gaben fast Dreiviertel einen engen Kontakt mit pflegebedürftigen Bewohnern an. Als ein enger Kontakt wurden die Grundpflege, die Mobilisation der Bewohner, die Dekubitusbehandlung oder der Verbandswechsel definiert. Bei den persönlichen Risikofaktoren gab die Hälfte der Mitarbeiter an, Kontakt zu Haustieren oder landwirtschaftlichen Nutztieren zu haben. Eine Antibiotikatherapie in den vorangegangenen zwölf Monaten führten

34 % der Befragten durch. Über weitere Risikofaktoren wie Krankenhausaufenthalt im vorangegangenen Jahr und/oder operative Eingriffe, chronische Haut- und Atemwegserkrankungen berichteten jeweils 11 %. Nur selten waren Beschäftigte auch im häuslichen Umfeld in die Pflege von Angehörigen eingebunden oder arbeiteten neben ihrer regulären Tätigkeit in der ambulanten Pflege.

Bei den Mitarbeitern fanden sich zwölf MRSA-Befunde, die Prävalenz betrug 1,6 %. (95 % KI 0,9-2,8). Von den betroffenen Mitarbeitern übten zehn eine pflegerische Tätigkeit aus und elf gaben einen engen Kontakt zu pflegebedürftigen Bewohnern an. Bei zwei Mitarbeitern lagen chronische Hauterkrankungen vor, vier wurden mit Antibiotika behandelt, zwei Personen pflegten Angehörige zu Hause und sechs Mitarbeiter hatten ein Haustier oder den Kontakt zu landwirtschaftlichen Tieren. Die MRSA-Besiedlung wurde bei sechs Frauen und sechs Männern des Personals festgestellt. Insgesamt vier Mitarbeiter führten eine Dekolonisierung durch, wobei zwei im ersten Sanierungsversuch nicht erfolgreich waren. Die multivariate Analyse ergab für Männer einen statistisch signifikanten Zusammenhang für einen MRSA-Befund mit einem OR von 4,5 (95 % KI 1,4-14,1).

Bewohner
Die Bewohner (s. Tab. 3) waren überwiegend weiblich und über 80 Jahre alt und vor allem in den Pflegestufen 1 und 2 eingeordnet. Jeweils 19 % hatten in den vorangegangenen drei Monaten einen stationären Krankenhausaufenthalt bzw. einen operativen Eingriff oder eine Antibiotikatherapie hinter sich. Von einer chronischen Atemwegserkrankung berichteten 13 % der Bewohner und ebenfalls 13 % hatten Ab- oder Zuleitungen wie einen Harnwegskatheter oder eine Ernährungssonde (Devices). Nur selten wurden chronische Hauterkrankungen, Diabetes mellitus, Dialysepflicht sowie das Vorhandensein von Dekubitus oder chronischen Wunden bei den Risikofaktoren angegeben. Von den 422 Bewohnern wurden 23 Personen MRSA-positiv getestet, die Prävalenzrate betrug 5,5 % (95 % KI 3,6-8,1). In der logistischen Regression wurden für Devices und für chronische Hauterkrankungen erhöhte Risiken für eine MRSA-Besiedlung gefunden (OR 3,2; 95 % KI 1,2-8,1 bzw. OR 3,2; 95 % KI 1,0-10,3.)

Tabelle 3 Risikofaktoren für eine MRSA-Besiedlung der Bewohner in der stationären Altenpflege in Hamburg 2014–2015 (n = 422)

Merkmal		n	%	p-Wert*
Geschlecht				
	weiblich	301	71,3	0,49
	männlich	121	28,7	
Alter				
	bis 70 Jahre	38	9,0	
	71 bis 80 Jahre	83	19,7	0,18
	81 bis 90	182	43,1	
	über 90 Jahre	119	28,2	
Pflegestufen				
	keine Pflegestufe	14	3,3	
	Pflegestufe 1	163	38,6	0,87
	Pflegestufe 2	151	35,8	
	Pflegestufe 3	94	22,3	
Chronische Hauterkrankung		29	6,9	0,06
Chronische Atemwegserkrankung		53	12,6	0,51
Diabetes mellitus		41	9,7	1,0
Dialysepflichtig		2	0,5	1,0
Dekubitus/chronische Wunden		15	3,6	0,04
Devices (Urinableitung, Ernährungssonde)		56	13,3	0,02
Stationäre Behandlung / Operation		80	19,0	0,17
Antibiotikaeinnahme		82	19,4	0,18

*p-Werte für Vergleich der Mitarbeiter mit positivem MRSA-Befund gegenüber Bewohnern ohne Befund

MRSA-Typisierung

Die Genotypisierung der MRSA-Proben zeigte vor allem häufig in Deutschland vorkommende MRSA-Stämme. Die Epidemiestämme Rhein-Hessen (t003) und Barnim (t032) konnten bei mehr als der Hälfte der Isolate differenziert werden. Es wurden keine tierassoziierten oder community-acquired MRSA gefunden. Aussagen über mögliche Infektionsketten und Übertragungen zwischen Personal und Bewohnern und vice versa waren wegen der geringen Anzahl positiver Befunde nicht möglich. Es fanden sich auch keine übereinstimmenden MRSA-Stämme beim Personal und bei den Bewohnern in den einzelnen Einrichtungen.

1.4.4 Diskussion

Mit der Untersuchung des beruflichen Expositionsrisikos von Mitarbeitern in stationären Altenpflegeeinrichtungen konnten erstmals Daten über Beschäftigte und Bewohner im Großraum Hamburg zur MRSA-Prävalenz zur Verfügung gestellt werden. Im Ergebnis zeigen sich niedrige Prävalenzraten beim Personal und bei den Bewohnern, die vergleichbar mit anderen Untersuchungen in Nichtausbruchssituationen sind. Für Deutschland ergaben Untersuchungen zu MRSA bei Altenpflegekräften im stationären Bereich Prävalenzen zwischen 0 und 7,7 % (Becker 2013; Gruber 2013; Heuck 2003; Heudorf 2001; Neuhaus 2002), für andere europäische Länder lagen die Prävalenzraten im Bereich von 5,8 bis 14,5 % (Baldwin 2009; March 2010; March 2014; Monaco 2009). Allerdings variieren die Stichprobengrößen deutlich. Viele Studien umfassen weniger als 100 Probanden. Zur MRSA-Besiedlung von Bewohnern in der stationären Altenpflege zeigen aktuellere Untersuchungen Prävalenzen zwischen 2,3 und 9,2 % für Deutschland (Heudorf 2014; Hogardt 2015; Pfingsten-Würzburg 2011; Ruscher 2014; Woltering 2008). Aus anderen europäischen Ländern werden geringere Prävalenzraten berichtet: 0 % in Schweden (Andersson 2012) und 0,3 % in den Niederlanden (Greenland 2011); in Belgien fallen diese mit 12,2 % (Jans 2013), in Spanien mit 10,6 % (Garcia-Garcia 2011) und mit 7,2 % in Luxemburg (Mossong 2013) allerdings höher aus. Das Hamburger Ergebnis liegt mit einer MRSA-Besiedlungsrate bei Bewohnern stationärer Altenpflegeeinrichtungen von 5,5 % in Nichtausbruchssituationen im mittleren Bereich.

Ziel der Studie war die Untersuchung der beruflichen Exposition von Pflegekräften in der stationären Altenpflege in Hamburg. Beim Vergleich mit den Daten des Statistikamtes Nord lässt sich erkennen, dass die Zusammensetzung des Personals unserer Studie der Verteilung in der stationären Altenpflege in Hamburg entspricht und die Zielpopulation somit gut dargestellt wurde (s. Abb. 5). Zusammen mit der Responserate von 60 % beim Personal ergeben die ermittelten Ergebnisse ein gutes Abbild der Situation von MRSA in stationären Altenpflegeeinrichtungen in Hamburg. Die Situation bei den Bewohnern wird dagegen eher durch einen Bias verzerrt sein (s. allgemeine Diskussion unter 1.6).

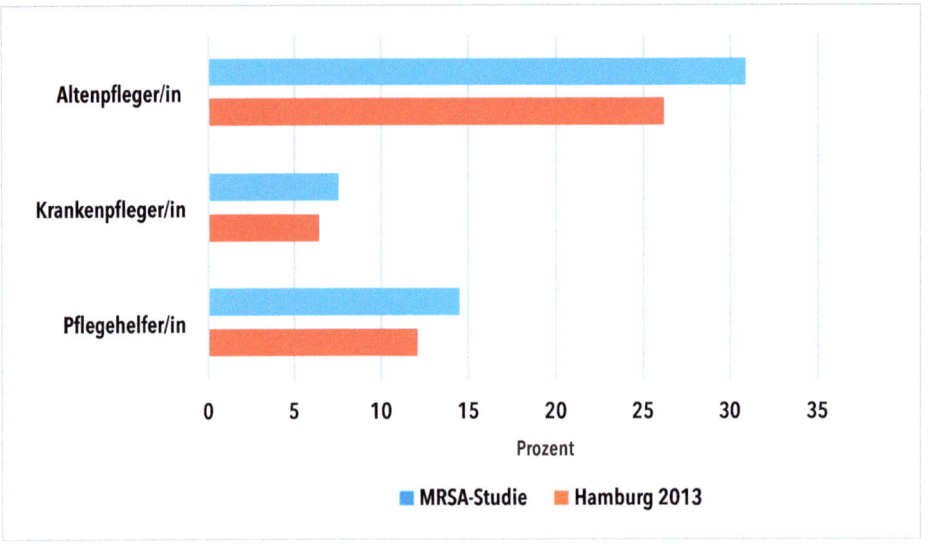

Abbildung 5 Berufsabschlüsse in Pflegeeinrichtungen im Vergleich von MRSA-Studie und Hamburger Einrichtungen 2013 (Statistik-Nord 2015)

Die labortechnische Untersuchung in unserer Studie beinhaltete auch die Genotypisierung der Proben. Die *spa*-Typisierung ist ein Verfahren, mit dem verschiedene MRSA-Stämme voneinander abgegrenzt werden können. Hierzu wird von den variablen Bereichen des Protein A-Gens der genetische Code dargestellt (sequenziert) und dann mit einer zentralen Datenbank (Ridom SpaServer) verglichen (EurSafety 2013). Diese Methode wird auch im Klinikalltag von Krankenhaushygienikern als eine zuverlässige und schnelle Methode zum Erkennen von MRSA-Clustern und Infektionsketten geschätzt. Epidemiologische Zusammenhänge und das Identifizieren von bisher nicht beobachteten *spa*-Typen (Vogel 2005) sowie Hinweise auf die Verbreitung bestimmter MRSA-Klone wie tierassoziierte MRSA werden durch die *spa*-Typisierung ermöglicht (Witte 2009). In unserer Studie fanden sich vor allem die in Deutschland häufig vorkommenden MRSA-Stämme t032 und t003, wie sie auch von anderen Studien berichtet wurden (Gruber 2013; Grundmann 2010; Ruscher 2014; Schaumburg 2012). Bei den *spa*-Typen von Bewohnern und Personal gab es keine Übereinstimmungen in den einzelnen Einrichtungen, sodass hier nicht von einem Transmissionsgeschehen zwischen den Gruppen ausgegangen werden kann. Allerdings sollte dieses Resultat im Hinblick auf die Responserate mit Vorsicht betrachtet werden.

Das Ergebnis des MRSA-Screenings war eine geringe Besiedlung der Pflegekräfte und Bewohner in stationären Altenpflegeeinrichtungen. Die gewonnenen

Erkenntnisse können hilfreich für die Beschreibung des beruflichen Expositionsrisikos von Altenpflegekräften durch MRSA-besiedelte Bewohner und für das Be-
rufskrankheitenverfahren sein.

1.5 Studie 3 – MRSA bei Beschäftigten aus Sicht der Krankenhaushygiene

1.5.1 Studienziel

In Deutschland dienen die Empfehlungen der Kommission für Krankenhaushy-
giene und Infektionsprävention am Robert Koch-Institut (KRINKO) seit 1999 als
Grundlage für das MRSA-Management in medizinischen Einrichtungen (KRINKO
1999). In der Aktualisierung von 2014 wird empfohlen, dass einrichtungsbezogen
Maßnahmen zum Umgang mit MRSA-besiedeltem Personal festzulegen sind.
Die Kommission spricht sich gegen ein routinemäßiges Screening des Personals
aus, empfiehlt jedoch im Falle eines Ausbruchgeschehens ein MRSA-Screening.
Bei einem MRSA-Nachweis bei einem Mitarbeiter wird die Durchführung einer
Sanierungsmaßnahme nahegelegt (KRINKO 2014). Für die Prävention nosokomialer Infektionen spielen die Mitarbeiter des Bereichs Krankenhaushygiene eine
wichtige Rolle. Sie haben eine zentrale Verantwortung bei der Koordinierung und
Umsetzung von Hygienemaßnahmen (KRINKO 2009). Betriebsärzte sind hin-
gegen für den betrieblichen Gesundheitsschutz und die Prävention arbeitsbedingter Erkrankungen der Mitarbeiter zuständig. 2012 wurden deutschlandweit
Betriebsärzte zum Umgang mit MRSA-besiedeltem Personal und zu ihrer Verantwortung in diesem Bereich befragt (Dulon 2013). Wie sich die Praxis beim
Umgang mit MRSA-besiedeltem Personal aus Sicht der Hygienemitarbeiter darstellt, welche Erfahrungen sie gemacht haben und was in ihren Tätigkeitsbereich
gehört, war das Ziel der hier vorgestellten Studie.

1.5.2 Methoden

2014 wurde eine Querschnittsstudie bei Krankenhaushygiene-Mitarbeitern
durchgeführt. Im Internet wurde nach Krankenhäusern mit einer Hygieneabteilung
recherchiert. Die Zielpopulation waren alle Mitarbeiter, die als Fachpersonal
in der Krankenhaushygiene und Infektionsprävention tätig waren. Dazu zähl-
ten Krankenhaushygieniker, hygienebeauftragte Ärzte, Hygienefachkräfte sowie
Hygienebeauftragte (KRINKO 2009). Insgesamt 338 Einrichtungen wurden bundes-

weit angeschrieben, 124 Mitarbeiter nahmen teil (Responserate 37 %). Der Fragebogen umfasste Themenbereiche zum betrieblichen MRSA-Management, zur Kooperation zwischen Krankenhaushygienikern und Betriebsarzt, zu Personalscreening und Dekolonisierung sowie zu Tätigkeitseinschränkungen für positiv getestete Mitarbeiter.

Für den Vergleich mit den Betriebsärzten wurde der Fragebogen an die Studie von Dulon et al. (Dulon 2013) angepasst. Die Ergebnisse beider Untersuchungen wurden hinsichtlich ausgewählter Fragestellungen miteinander verglichen. Die Auswertungen erfolgten deskriptiv und die Ergebnisse werden in absoluten und relativen Häufigkeiten angegeben.

1.5.3 Ergebnisse

Krankenhaushygiene-Mitarbeiter

Die Teilnehmer waren als hauptberufliche Hygienefachkräfte (53 %), Krankenhaushygieniker (15 %), Leiter der Hygieneabteilung (14 %) und hygienebeauftragte Ärzte tätig (7 %). 11 % der Teilnehmer waren Betriebsärzte und Arbeitsmediziner, Mikrobiologen sowie Hygienefachkräfte im Rahmen der sonstigen Tätigkeit. Ein MRSA-Personalscreening wurde in mehr als der Hälfte der befragten Krankenhäuser durchgeführt, wobei der Anlass unterschiedlich war: Im Ausbruchsfall erfolgte in 51 % der Fälle ein generelles Screening, die Untersuchung neuer Mitarbeiter auf MRSA fand dagegen nur selten statt. Die Dekolonisierungsmaßnahmen bei einer erstmaligen Besiedlung des Personals betrafen vor allem die nasale Sanierung, die Ganzkörpersanierung und/oder die Rachenspülung. Die Hälfte der Krankenhaushygiene-Mitarbeiter gab eine Kontrolle der Sanierung nach den Empfehlungen der KRINKO an (KRINKO 1999). Am häufigsten wurden Verlaufsabstriche am dritten Tag nach Abschluss der Dekolonisierung vorgenommen (44 %), weitere Verlaufskontrollen erfolgten etwa zu je 30 %. Die Unterscheidung zwischen einer vorübergehenden und dauerhaften MRSA-Besiedlung fand in 47 % der Einrichtungen statt. Die meist angewandten Kriterien für eine dauerhafte Trägerschaft waren wiederholt positive Befunde nach der zweiten (51 %) bzw. dritten Sanierungsrunde (12 %).

Vergleich Krankenhaushygiene-Mitarbeiter und Betriebsärzte

Der Umgang mit MRSA-besiedelten Mitarbeitern war nach Angaben beider Berufsgruppen als innerbetriebliche Regelung in etwa der Hälfte der Einrichtungen Bestandteil des Hygieneplans. Dagegen gab je ein Drittel an, dass es keine solchen Regelungen gebe oder diese ihnen nicht bekannt seien. Die Verantwortung für besiedeltes Personal (Abb. 6) sahen Hygienemitarbeiter vor allem beim Betriebsarzt (55%). Betriebsärzte gaben dagegen mehrheitlich an, dass Krankenhaushygiene-Mitarbeiter in den von ihnen betreuten Einrichtungen zuständig seien (57%). Die Zuständigkeit für die Dekolonisierungsmaßnahmen des Personals lag nach Angaben der Hygienemitarbeiter zu gleichen Teilen (je 39%) beim Hygienepersonal und den Betriebsärzten. Betriebsärzte berichteten, dass in 37% der Einrichtungen die Hygienemitarbeiter und in 19% die Betriebsärzte verantwortlich seien. Die Durchführung von Verlaufsabstrichen zur Kontrolle des Sanierungserfolges wurde nach Aussagen der Krankenhaushygiene-Mitarbeiter in der Hälfte der von ihnen betreuten Krankenhäuser vorgenommen. Betriebsärzte gaben Kontrollabstriche für etwa 20% der Einrichtungen an.

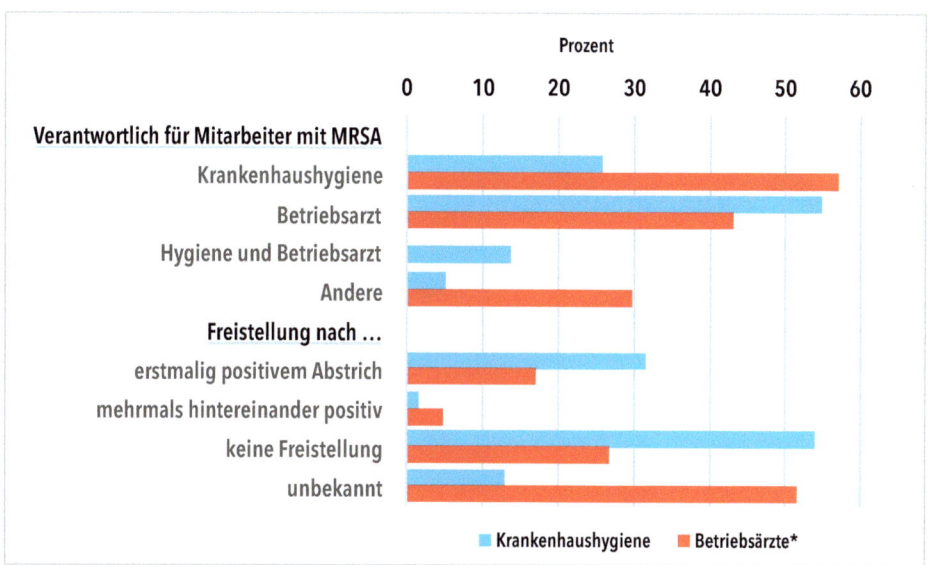

Abbildung 6 Krankenhaushygiene-Mitarbeiter und Betriebsärzte im Vergleich zum Umgang mit MRSA-positiven Beschäftigten *(Dulon 2013)

Die grundsätzliche Freistellung eines Mitarbeiters aufgrund eines positiven MRSA-Befundes verneinte die Hälfte der Hygienemitarbeiter. Nach einem erstmalig positiven Abstrich erfolgte eine Freistellung in 32% der Krankenhäuser, 13% der

Hygienemitarbeiter waren über das Vorgehen nicht informiert und 2 % berichteten, dass eine Freistellung erst aufgrund wiederholt positiver MRSA-Befunde erfolgt sei. Den Betriebsärzten war diese Praxis überwiegend unbekannt und 27 % lehnten eine grundsätzliche Freistellung ab (Abb. 6).

Die Empfehlungen des Hygienepersonals und der Betriebsärzte für die Weiterführung der Tätigkeit bei Mitarbeitern mit einem MRSA-Befund betrafen größtenteils die Standardhygiene, Schutzmaßnahmen und patientenfernes Arbeiten oder zumindest den Einsatz außerhalb der Risikobereiche. Dass es infolge von Tätigkeitseinschränkungen bei den betroffenen Beschäftigten zu finanziellen Einbußen kommen könne, vermuteten 7 % der Krankenhaushygiene-Mitarbeiter; Betriebsärzte wurden dazu nicht befragt.

Befragt nach dem Zeitpunkt der MRSA-Probenentnahme antwortete die Mehrheit der Hygienemitarbeiter und Betriebsärzte: „keine Regelungen" oder „unbekannt", nur weniger als 20 % nannten „vor Dienstbeginn" oder „nach einem arbeitsfreien Wochenende". Als häufigste Lokalisationen für MRSA-Abstriche gaben beide Gruppen Nase und Rachen an.

1.5.4 Diskussion

Die Befragung der Krankenhaushygiene-Mitarbeiter und der Vergleich mit den Betriebsärzten konnten zeigen, dass der Umgang mit MRSA-positiven Beschäftigten in Deutschland nicht einheitlich ist. Die Zuständigkeiten lagen meistens bei Krankenhaushygiene-Mitarbeitern und Betriebsärzten gemeinsam, aber die Schwerpunkte unterschieden sich. Allerdings scheinen die Verantwortlichkeiten in einigen Häusern nicht eindeutig geklärt oder mit den Akteuren kommuniziert worden zu sein. Hygienemitarbeiter und Betriebsärzte äußerten sich sehr unterschiedlich über das MRSA-Management. Sie berichteten von einem generellen Tätigkeitsverbot der betroffenen Mitarbeiter bis zur Weiterarbeit in der Patientenbetreuung unter Auflagen. Diese Auflagen reichten von der Einhaltung der Standardhygiene über die Durchführung von Schutzmaßnahmen bis zum patientenfernen Einsatz.

Ein wesentlicher Aspekt im Umgang mit MRSA-besiedelten Mitarbeitern ist die Frage nach einem Verbot oder der Weiterführung der Tätigkeit. Dabei zeigt auch die Befragung der Krankenhaushygiene, dass diese Frage nicht einfach mit einem Ja oder Nein beantwortet werden kann. Weitere Facetten gilt es zu bedenken: Bleibt die Situation unverändert oder darf der Mitarbeiter nur unter bestimmten Bedingungen oder nur patientenfern weiterarbeiten? Wie lange wird diese mögliche Einschränkung aufrechterhalten, und gibt es finanzielle Einbußen für Betroffene? Diese und ähnliche Fragen werden auch in der Literatur thematisiert. In den Niederlanden wird mit der Search-and-destroy-Strategie ein klares Verbot von patientennahen Tätigkeiten MRSA-positiver Mitarbeiter empfohlen (WIP 2012). Für Deutschland legen die aktuellen KRINKO-Empfehlungen nahe, dass betroffene Mitarbeiter zur Vermeidung einer Übertragung auf Patienten zum Beispiel außerhalb der Patientenversorgung eingesetzt werden können. Die Frage nach den Voraussetzungen für eine Weiterarbeit in der Patientenbetreuung ist bislang nicht beantwortet, da nur unzureichende oder widersprüchliche Studienergebnisse vorliegen (KRINKO 2014). Das Vorgehen in der Praxis ist jedoch sehr unterschiedlich, was nicht nur die Hygienemitarbeiter- und Betriebsärztebefragungen zeigen. So beschreibt eine Untersuchung in Bayern, dass 51 % der befragten Kliniken Tätigkeitsverbote für Personal in der Patientenbetreuung vorsehen und ein Drittel Tätigkeitseinschränkungen beim Patientenkontakt für betroffene Mitarbeiter durchführt (Herr 2009). Andere Autoren berichten von einem sofortigen Tätigkeitsverbot für Mitarbeiter bis zur Bestätigung einer erfolgreichen Sanierung (Kaminski 2007; Kniehl 2005). Für die Krankenhäuser steht der Patientenschutz durch die Vermeidung der Erregerübertragung an erster Stelle. Mitarbeiter sind einem hohen emotionalen Druck durch die Angst bezüglich der eigenen Gesundheit und vor der Übertragung ins häusliche Umfeld sowie vor der Stigmatisierung durch Kollegen ausgesetzt.

Weitere vielfach diskutierte Themen betreffen die Dekolonisierungsmaßnahmen und Abstrichkontrollen für MRSA-positive Mitarbeiter. Und auch die Fragen, ab wann eine MRSA-Besiedlung als eine persistente Besiedlung definiert werden kann bzw. was ein derartiger Befund für die Mitarbeiter bedeutet, sind für den beruflichen Alltag von Krankenhaushygiene-Personal und Betriebsärzten von großer Relevanz.

1.6 Diskussion

Die drei vorgestellten Studien behandeln mit unterschiedlichen Schwerpunkten den Zusammenhang von multiresistenten Erregern und/oder MRSA mit der beruflichen Tätigkeit von Mitarbeitern in Einrichtungen des Gesundheitsdienstes. In der ersten Studie konnte gezeigt werden, dass in der stationären Altenpflege versucht wird, dem Problem MRE durch gezielte Maßnahmen im Hygienemanagement wie Mitarbeiterschulungen, Standards beim Auftreten von MRE/MRSA und Durchführung von Basishygienemaßnahmen zu begegnen, auch wenn die Rahmenbedingungen andere als im klinischen Bereich sind. In der Altenpflege muss die Privatsphäre der Bewohner mit den Maßnahmen der Infektionskontrolle in Einklang gebracht werden, was in den meisten Fällen zu gelingen scheint.

Das Ergebnis beim MRSA-Screening von Mitarbeitern und Bewohnern in Studie 2 weist insgesamt auf eine geringe MRSA-Besiedlung bei Beschäftigten sowie eine mit anderen deutschen Studien vergleichbare Situation von Bewohnern im stationären Altenpflegebereich hin (z. B. Hogardt 2015; Nillius 2016). Als Risikofaktor für MRSA lässt sich für das Personal nur männliches Geschlecht erkennen, was auch andere Untersuchungen beschreiben (Andersen 2013; Köck 2016; Skramm 2011). Bei den Bewohnern lässt sich ein Zusammenhang zwischen einem positiven Befund und chronischen Hauterkrankungen sowie dem Vorhandensein von Harnwegskatheter oder Ernährungssonde erkennen.

Der Umgang mit MRSA-besiedeltem Personal wird in Studie 3 aus Sicht der Mitarbeiter der Krankenhaushygiene beschrieben. Hier zeigte sich ebenso wie im Vergleich mit den Betriebsärzten, dass der Umgang mit den Betroffenen in den Einrichtungen im Gesundheitssektor in Deutschland sehr unterschiedlich ist. Das lässt sich an der Vielzahl von Maßnahmen mit unterschiedlicher Gewichtung erkennen, über die berichtet wurde: Von einer generellen Freistellung betroffener Mitarbeiter bis zur normalen Fortführung der Tätigkeit unter Beachtung der Basishygienemaßnahmen, insbesondere der Händehygiene.

Wie wichtig klare Regelungen für Beschäftigte vor allem beim Thema MRE sind, verdeutlichen die oben aufgeführten Studien. Das betrifft vor allem den Arbeitsschutz, der die Mitarbeiter vor einer Übertragung von Infektionserregern durch Patienten oder Bewohnern schützen soll. Der Arbeitgeber wird durch § 5 des Arbeitsschutzgesetzes verpflichtet, für den Arbeitsplatz die Gefährdungen zu ermitteln, zu beurteilen und entsprechende Maßnahmen festzulegen sowie die Wirksamkeit der Maßnahmen zu kontrollieren. In die Gefährdungsbeurteilungen müssen alle Arbeitsbereiche und Tätigkeiten z.B. hinsichtlich der Infektionsgefährdung einbezogen werden (BAuA 2016b). Für die Sicherheit und den Arbeitsschutz stehen die Technischen Regeln für Biologische Arbeitsstoffe (TRBA) zur Verfügung. Sie geben den aktuellen Stand der Wissenschaft und Technik wieder. Für die beruflichen Tätigkeiten im Gesundheitsbereich bei der Untersuchung, Behandlung und Pflege von Menschen findet die TRBA 250 Anwendung. Hierin sind allgemeine und spezielle Schutzmaßnahmen für definierte Schutzstufen hinsichtlich einer Infektionsgefährdung wie die hygienische Händedesinfektion, Schutzkleidung und Oberflächendesinfektion verankert (ABAS 2014). Das Thema Berufskleidung wird in der Altenpflege durchaus kontrovers diskutiert. In Studie 1 wurde gezeigt, dass überwiegend Berufskleidung getragen wird, diese jedoch nicht immer vom Arbeitgeber gestellt wird. Andere Untersuchungen aus Deutschland kamen zu ähnlichen Ergebnissen (Hansen 2011; Heudorf 2012). Die Aufbereitung der Mitarbeiterkleidung übernehmen nicht alle Einrichtungen, so dass der Mitarbeiter sie zu Hause waschen muss, was aus hygienischer Sicht fragwürdig ist. Das Tragen von Privat- statt Berufskleidung wird als problematisch eingeschätzt (Heudorf 2000). Auf die richtige Art des Waschens zur vollständigen Dekontaminierung von Krankheitserregern weisen andere Autoren hin (Lakdawala 2011; Nordstrom 2012).

Eine unzureichende Informationsweitergabe zwischen verschiedenen Einrichtungen im Gesundheitsbereich, vor allem zwischen Altenpflegeeinrichtungen und Krankenhäusern oder Hausärzten, wurde bei der Befragung in Studie 1 deutlich. Vielfach genannte Probleme betrafen die Informationen über eine MRE-Besiedlung/-Infektion von Patienten bzw. Bewohnern bei der Verlegung aus dem Krankenhaus. Die Meldungen erfolgten häufig zu spät oder gar nicht, was zu organisatorischen Schwierigkeiten in den Altenpflegeeinrichtungen führte. Die KRINKO empfahl bereits 2005 zur Infektionsprävention in Heimen, dass bei Verlegung und Transport entsprechende Hinweise übermittelt werden sollten, damit angemessene Schutz- und Hygienemaßnahmen erfolgen können (KRINKO 2005). Dem Schnittstellenproblem wird inzwischen deutschlandweit von verschiedenen MRE-Netzwerken entgegengewirkt, indem ein standardisierter Begleitbogen bei Patiententransfers zwischen den Einrichtungen die Informationsweitergabe erleichtern soll. In der Praxis zeigen sich jedoch auch hier Schwierigkeiten bei der allgemeinen Akzeptanz und Inanspruchnahme. Dennoch ist der Begleitbogen ein wichtiges Element bei der Prävention multiresistenter Erreger und beim Mitarbeiterschutz[1].

MRSA als Berufskrankheit

Die Anerkennung einer MRSA-Infektion als Berufskrankheit ist seit 2006 unter der BK-Nummer 3101 bei einer Tätigkeit mit einer besonderen Infektionsgefährdung möglich. Gemäß § 202 des SGB VII besteht eine Anzeigepflicht des behandelnden Arztes, wenn ein begründeter Verdacht auf das Vorliegen einer BK besteht. Bei der BGW wurden zwischen 2010 und 2014 insgesamt 263 Verdachtsfälle auf das Vorliegen einer Berufskrankheit aufgrund von MRSA gemeldet. Im selben Zeitraum kam es in 39 Fällen zu einer Anerkennung, da nur das Auftreten einer Infektion mit MRSA als Berufskrankheit anerkannt wird (Dulon 2015). Weitere Auswertungen zum BK-Geschehen zeigen, dass die Meldungen am häufigsten aus dem Krankenhausbereich, der stationären Altenpflege und dem ambulanten Pflegebereich kommen (Abb. 7). Die als Berufskrankheiten im selben Zeitraum anerkannten MRSA-Fälle betrafen vor allem die stationäre Altenpflege gefolgt von den Krankenhäusern und ambulanten Pflegediensten (Nienhaus 2013).

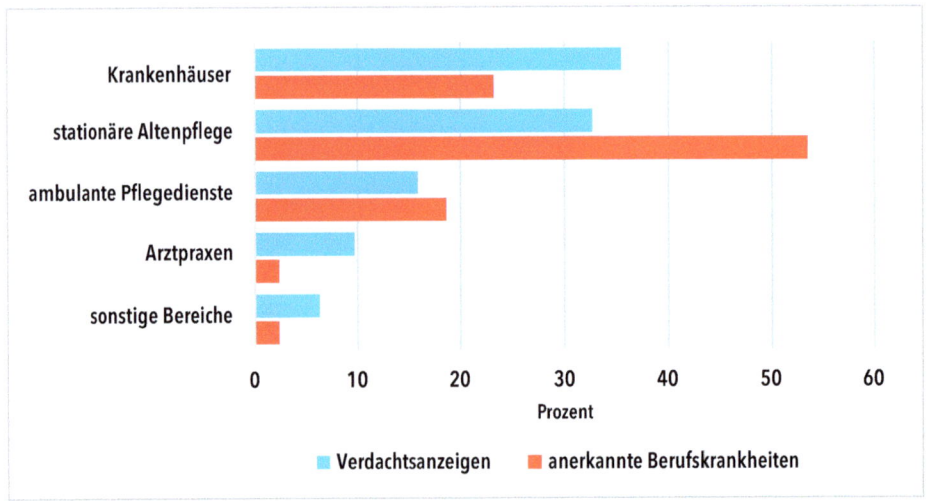

Abbildung 7 MRSA-Verdachtsanzeigen und anerkannte Berufskrankheiten nach Bereichen 2008–2012 (Nienhaus 2013)

---

[1] In Kooperation mit dem MRE-Netzwerk Hamburg und Hessen wurde im Sommer 2016 eine Evaluation des Begleitbogens bei Mitarbeitern des Krankentransports und Rettungsdienstes durchgeführt. Die Ergebnisse sind derzeit weder publiziert noch in einem Bericht veröffentlicht. Der aktuelle Begleitbogen für Hamburg ist unter http://www.hamburg.de/hamburg-nord/soziales-jugend-gesundheit/6421932/mre-netzwerk-hamburg/ zu finden.

Limitationen

Bei den Studien gab es immer wieder das Problem der Bereitschaft zur Teilnahme. Insbesondere bei der Akquise von Altenpflegeeinrichtungen war es trotz schriftlicher und telefonischer Kontaktaufnahme, Flyerverteilung auf Veranstaltungen sowie Informationsweitergabe über das MRE-Netzwerk Hamburg schwierig, die Verantwortlichen der Einrichtungen zu einer Teilnahme zu motivieren. Über die Gründe lässt sich jedoch nur spekulieren. Beim MRSA-Screening wird die zögerliche Zusage der Arbeitgeber vor allem der Angst vor zahlreichen positiven Ergebnissen zuzuschreiben sein. Die häufig geäußerte Befürchtung, dass sich MRSA-positive Mitarbeiter dann vermehrt arbeitsunfähig melden würden, verdeutlicht die Sorge angesichts des ohnehin existenten Personalengpasses in dieser Branche. Des Weiteren wird die Angst vor einem Imageschaden durch hohe MRSA-Prävalenzen oder ein schlechtes Abschneiden beim Hygienemanagement sowie vor einem erhöhten Arbeitsaufwand für das Personal zur Vorbereitung und Begleitung von Befragung und Screening mitverantwortlich für eine Teilnahmeverweigerung sein. Es ist daher wahrscheinlich, dass die Ergebnisse durch einen Selection Bias verzerrt wurden. Bei der Hygienebefragung in der Altenpflege haben vermutlich nur die Einrichtungen teilgenommen, die bereits ein gutes Hygienemanagement hatten. Die Teilnahmerate von Bewohnern beim MRSA-Screening war mit 21 % sehr niedrig, sodass auch hier eine Verzerrung zur Unterschätzung des tatsächlichen MRSA-Risikos nicht ausgeschlossen werden kann. Beim untersuchten Personal ist ein Selection Bias ebenfalls möglich, auch wenn die Responserate mit 60 % wesentlich höher war. Bei der Befragung der Mitarbeiter der Krankenhaushygiene kann mit einer Responserate von unter 40 % nicht von einer repräsentativen Aussage ausgegangen werden. Des Weiteren kann ein Interviewer-Bias in Studie 1 aufgetreten sein. Einen Teil der Befragung führte das Gesundheitsamt Hamburg-Nord, die Fachbehörde, durch. Die Einrichtungen könnten dabei eher erwünschte Antworten gegeben haben als bei der Befragung durch das CVcare, einer universitären Forschungseinrichtung.

Diese Arbeit behandelt die Infektionsrisiken gegenüber multiresistenten Erregern bei Beschäftigten im Gesundheitsdienst, ein Thema von hoher Relevanz. Während in den vergangenen Jahrzehnten vor allem grampositive Erreger wie MRSA und Vancomycin-resistente Enterokokken (VRE) im Vordergrund des Interesses standen, rückt nun das vermehrte Auftreten von multiresistenten gramnegativen Erregern (MRGN) in den Fokus. Diese Erreger stellen durch ihre Anpassungsfähigkeit und Resistenzentwicklung ein bedeutendes infektionsmedizinisches Problem dar. Die Konsequenzen sind eingeschränkte bis fehlende Therapieoptionen, längere Behandlungszeiten, höhere Kosten und höhere Mortalität (Mattner 2012). Für Patienten in Krankenhäusern werden entsprechende Daten im Krankenhaus-Infektions-Surveillance-System (KISS) dokumentiert (Geffers 2011), dagegen ist die Datenlage zu Besiedlungen mit MRGN und grampositiven Erregern (außer MRSA) im beruflichen Kontext sehr eingeschränkt. Das liegt zum einen an einem wesentlich aufwendigeren Untersuchungsverfahren mit Analabstrich und Urinuntersuchung, was möglicherweise zu einer geringeren Teilnahmebereitschaft beim Personal führt. Des Weiteren sind auch die Ressourcen und Kosten wichtige Gesichtspunkte, die eine Rolle bei der Studienplanung spielen. Außerdem besteht derzeit keine Möglichkeit, Studienteilnehmern im Falle eines positiven Befundes eine Behandlung, beispielsweise in Form einer Dekolonisierungsmaßnahme wie bei MRSA, anzubieten. Damit eng verbunden ist die psychische Komponente, die Sorge der Betroffenen vor den Konsequenzen eines Befundes. Hier stellt sich wiederum die Frage nach dem richtigen Umgang mit von MRE betroffenem Personal in den Einrichtungen. Dies ist ein Dilemma, vor dem Hygieniker und Betriebsärzte sowie die Berufsgenossenschaften aktuell stehen. Es lassen sich gegenwärtig keine sicheren Aussagen über die Infektionsgefährdung gegenüber MRE bzw. MRGN von Mitarbeitern im Gesundheitssektor treffen. Derzeit bleibt nur die Aufforderung an die Beschäftigten zur strikten Einhaltung der Hygienemaßnahmen, insbesondere der Händehygiene, um sowohl der Erregerverbreitung entgegenzuwirken als auch zum persönlichen Schutz vor multiresistenten Erregern (KRINKO 2012).

1.7 Fazit

Das Ziel dieser kumulativen Arbeit war die Zusammenstellung und Bewertung der Infektionsrisiken gegenüber multiresistenten Erregern/MRSA für Mitarbeiter im Gesundheitsbereich. Mit den drei vorgestellten Studien wurden aus unterschiedlichen Blickwinkeln einzelne Facetten dieser Thematik näher betrachtet. Dabei konnten wichtige Erkenntnisse für den Arbeitsschutz und die Hygiene gewonnen werden.

Für die stationäre Altenpflege wurde gezeigt, dass MRE hier als ein bedeutsames und relevantes Thema wahrgenommen wird. Der Infektionsschutz wird auch in Zukunft eine große Herausforderung für die Einrichtungen darstellen. Für das Hygienemanagement lassen die Informationsweitergabe und Kommunikation zwischen den einzelnen Gesundheitssektoren Verbesserungspotential erkennen. Wesentlich in diesem Zusammenhang ist auch, dass die Beachtung des Mitarbeiterschutzes nicht dem Personalengpass untergeordnet werden darf.

Mit dem MRSA-Screening konnten zum ersten Mal Daten zu Mitarbeitern im Altenpflegebereich in Hamburg zur Verfügung gestellt werden. Durch die hohen Teilnehmerzahlen bildet diese Studie eine valide Grundlage für die Beurteilung der MRSA-Besiedlung in der stationären Altenpflege.

Der Umgang mit MRSA-besiedelten Mitarbeitern ist vielerorts durch Unsicherheit und nicht eindeutige Zuständigkeiten gekennzeichnet. Klare Regelungen würden den Einrichtungen und Betroffenen ein sachgerechtes Vorgehen erleichtern. Beschäftigte im Gesundheitsbereich werden durch ihre berufliche Tätigkeit auch in Zukunft über den Kontakt mit Menschen mit Infektionserregern in Berührung kommen. Eine weitergehende wissenschaftliche Beschäftigung mit dieser Thematik ist daher für die tägliche Praxis von hoher Relevanz.

2 Publikationen

Publikation 1

Hygienemanagement in der stationären Altenpflege

Multiresistente Erreger in der Altenpflege – Infektionsschutz in stationären Altenpflegeeinrichtungen in Deutschland

Multiresistant pathogens in geriatric nursing - infection control in residential facilities for geriatric nursing in Germany

Publikation 2

MRSA-Screening in der stationären Altenpflege

MRSA-Besiedlung bei Mitarbeitern und Bewohnern in Einrichtungen der stationären Altenpflege in Hamburg

MRSA Prevalence and Risk Factors among Health Personnel and Residents in Nursing Homes in Hamburg, Germany – A Cross-Sectional Study

Publikation 3

MRSA bei Beschäftigten aus Sicht der Krankenhaushygiene

Der Umgang mit MRSA bei Beschäftigten im Gesundheitsdienst aus Sicht der Krankenhaushygiene

Infection Control Professionals' Views on the Handling of MRSA-Colonised Healthcare Workers

Research Article

Multiresistant pathogens in geriatric nursing – infection control in residential facilities for geriatric nursing in Germany

Multiresistente Erreger in der Altenpflege – Infektionsschutz in stationären Altenpflegeeinrichtungen in Deutschland

Abstract

Background: The increase of multidrug-resistant organisms (MDROs) causes problems in geriatric nursing homes. Older people are at increased a growing risk of infection due to multimorbidity and frequent stays in hospital. A high proportion of the elderly require residential care in geriatric nursing facilities, where hygiene requirements in nursing homes are similar to those in hospitals. For this reason we examined how well nursing homes are prepared for MDROs and how effectively protect their infection control residents and staff.

Methods: A cross-sectional study was performed on infection control in residential geriatric nursing facilities in Germany 2012. The questionnaire recorded important parameters of hygiene, resident and staff protection and actions in case of existing MDROs.

Results: The response was 54% in Hamburg and 27% in the rest of Germany. Nursing homes were generally well equipped for dealing with infection control: There were standards for MDROs and regular hygiene training for staff. The facilities provided adequate protective clothing, affected residents are usually isolated and hygienic laundry processing conducted. There are deficits in the communication of information on infected residents with hospitals and general practitioners. 54% of nursing homes performed risk assessments for staff infection precaution.

Conclusion: There is a growing interest in MDROs and infection control will be a challenge in for residential geriatric nursing facilities in the future. This issue has also drawn increasing attention. Improvements could be achieved by improving communication between different participants in the health service, together with specific measures for staff protection at work.

Keywords: infection control, nosocomial infections, nursing homes, elderly people, infection prevention

Claudia Peters[1]
Anja Schablon[1]
Kirsten Bollongino[2]
Monika Maaß[2]
Dietmar Kaß[2]
Madeleine Dulon[3]
Roland Diel[4]
Albert Nienhaus[1,3]

1 University Medical Center Hamburg-Eppendorf, Institute for Health Services Research in Dermatology and Nursing (CVcare), Hamburg, Germany

2 Bezirksamt Hamburg-Nord, Fachamt Gesundheit (Local Health Authority), Hamburg, Germany

3 Institution for Statutory Accident Insurance and Prevention in the Health and Welfare Services, Department of Occupational Health Research, Hamburg, Germany

4 Schleswig-Holstein University Hospital, Institute for Epidemiology, Kiel, Germany

Zusammenfassung

Hintergrund: Die Zunahme multiresistenter Erreger (MRE) stellt für die Altenpflege ein großes Problem dar. Ältere Menschen haben eine höhere Infektionsgefährdung durch Multimorbidität und häufige Krankenhausaufenthalte. Ein großer Anteil älterer Menschen wird in stationären Altenpflegeeinrichtungen versorgt. Hygieneanforderungen sind ähnlich denen von Krankenhäusern. Aus diesem Grund haben wir untersucht, wie gut die Einrichtungen auf MRE vorbereitet sind und was zum Schutz der Bewohner und Mitarbeiter getan wird.

Methodik: Eine Querschnittsuntersuchung zum Hygienemanagement in stationären Altenpflegeeinrichtungen wurde 2012 deutschlandweit durchgeführt. Der Fragebogen erfasste wesentliche Merkmale der Hy-

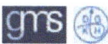

giene, Fragen zum Bewohner- und Personalschutz sowie zum Umgang mit MRE.

Ergebnisse: Die Response in Hamburg betrug 54% und im Bundesgebiet 27%. Im Hygienemanagement sind die Einrichtungen allgemein gut aufgestellt. Standards und Vorgaben sind meist vorhanden, Hygiene-schulungen werden regelmäßig durchgeführt. Zur Infektionsprävention wird immer Schutzkleidung zur Verfügung gestellt, häufig werden er-krankte Bewohner isoliert und Wäsche hygienisch aufbereitet. Probleme werden in der Kommunikation mit Krankenhäusern und Hausärzten genannt. 54% der Einrichtungen berichten über die Durchführung einer Gefährdungsbeurteilung.

Fazit: MRE ist ein bedeutsames Thema in der stationären Altenpflege. Der Infektionsschutz wird auch in Zukunft eine große Herausforderung darstellen. Verbesserungspotential lässt sich insbesondere in der Risi-kokommunikation und beim Arbeitsschutz erkennen.

Schlüsselwörter: Hygienemanagement, Infektionsschutz, nosokomiale Infektionen, Altenpflegeeinrichtungen, ältere Menschen, Prävention

Introduction

Because of the increases in life expectancy, many older people are cared for in facilities for geriatric nursing. In addition, demographic changes have led to an increase in the proportion of older people who require medical care. More and more patients are released early after inpatient hospital care, but then require outpatient or residential care in geriatric nursing facilities [1]. In 2011, 2.5 million people in Germany were in need of care. 30% of these were full-time residents in nursing homes. 85% of nursing home residents were at least 85 years old [2]. Older people are at increased risk of infection, for reasons including chronic diseases, multimorbidity, immune defi-ciencies, limited mobility and frequent admissions to hospital. As the function of the immune system decreases with age (immune senescence), an increase in nosocomial infections must be expected [3]. At the same time, it has been observed that antibiotic-resistant pathogens are increasing in hospitals [4]. This is presumably the reason that older people are increasingly being found to be col-onised or infected with multiresistant pathogens (Mul-tidrug-Resistant Organisms – MDROs) when they are transferred from hospital into a facility for geriatric nurs-ing.

Nosocomial infections or healthcare associated infections (HAIs) are a special problem in geriatric nursing facilities. In the EU-wide point prevalence study HALT (Healthcare Associated Infections in Long-Term Care Facilities), infec-tions of the respiratory and urinary tracts and of skin and soft tissues were most frequently reported [5]. In Ger-many, the study found that urinary tract infections were the most frequent HAIs [6]. Infections with resistant pathogens repeatedly present new medical challenges. They also prolong the duration of treatment and increase mortality and treatment costs [7], [8], [9].

The hygiene requirements in geriatric nursing facilities are similar to those in hospital [10]. As early as 2005, the Robert Koch-Institute published recommendations on the prevention of infections in long-term care facilities

[11]. However, several studies have shown that the quality of infection control in residential nursing facilities is inferior to that in hospitals [12], [13].

Hygiene is regarded as the primary preventive measure against the transfer of infections. Infection prevention is a critical issue for the staff of nursing homes. On the one hand, it is important to maintain the residents' living areas and privacy and to permit them an appropriate quality of life. On the other hand, staff must consider hygienic is-sues related to the prevention of infection, if they are to counteract the spread of MDROs within the facilities. Ef-fective infection control should consider all these aspects and minimise the risk of infection in residential facilities for geriatric nursing – for both residents and staff. In this context, a study was performed in which infection control in residential geriatric nursing facilities was considered more closely. This was to examine how geriatric nursing facilities are prepared for MDROs and how effectively their infection control protects residents and staff.

Methods

In 2012, a cross-sectional study was performed on infec-tion control in residential geriatric nursing facilities throughout Germany. The study included geriatric nursing facilities in which older people (over 65 years) are given residential care and qualified nurses are present 24 hours a day.

A comprehensive questionnaire was developed for the study, which recorded important parameters of the facility (number of staff, number of residents and levels of care), essential characteristics of infection control in the hygiene plan – including training and laundry processing, proced-ures for residents with MDROs and staff protection.

The survey was organised by two different institutions. The public health service in Hamburg (Gesundheitsamt Hamburg-Nord) wrote to 157 facilities for geriatric nursing, with the request to complete the questionnaire. 426 fa-cilities for geriatric nursing in the rest of Germany were

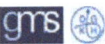

Peters et al.: Multiresistant pathogens in geriatric nursing – infection ...

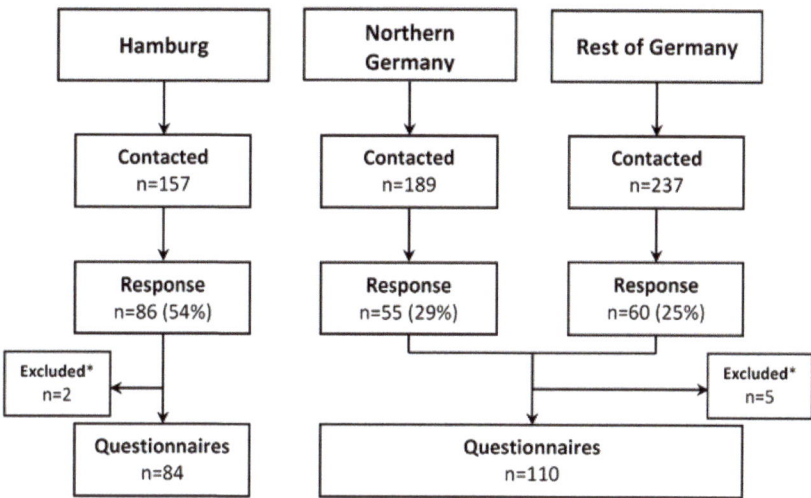

*missing important information

Figure 1: Study description for infection prevention and control in geriatric nursing homes, Germany 2012

requested by a university research institute to participate in the study. For this purpose, two random samples were taken. The first sample consisted of 189 North German facilities (Lower Saxony, Schleswig-Holstein, Mecklenburg-West Pomerania), in which a personal interview was performed with the management of the facility, the nursing manager, or another competent person in the facilities. In the second sample, letters were sent to 237 facilities for geriatric nursing throughout Germany, with the request to complete the questionnaire.

The statistical evaluation was descriptive, with a comparison between the Hamburg and the all-Germany samples. Differences were examined with Fisher's exact test. The level of significance was specified as $p<0.05$.

Results

A total of 194 questionnaires on infection control could be evaluated from facilities for residential geriatric nursing. From Hamburg, questionnaires from 86 facilities for geriatric nursing were included (response 54%). In North Germany, an interview based on the questionnaire was performed in 55 facilities (response 29%). 60 questionnaires were evaluated from the all-Germany postal survey (response 25%). 7 questionnaires had to be excluded from the evaluation due to missing basic information (total number of residents) (see Figure 1).

In Hamburg, mostly larger geriatric nursing facilities took part in the survey; 45% of the facilities had more than 100 residents. In contrast, in the other federal states, most participants (81%) were smaller facilities, with up to 100 residents. The residents in the individual facilities

were distributed over all levels of nursing. In the geriatric nursing facilities surveyed in Hamburg, there were more residents in each level of nursing. There were parallel differences in the numbers of nursing and cleaning staff, as well as the numbers of general practitioners (GPs). The essential characteristics of the participating geriatric nursing facilities are summarised in Table 1.

The other results are similar for the two investigations; there were only isolated differences between the surveys in Hamburg and in the rest of Germany (see Table 2). In general, the geriatric nursing facilities were well equipped for dealing with infection control: In 98% of the facilities there were standards for dealing with MDROs, which are contained in the hygiene plans. There are regular hygiene training sessions – at least annually or related to special events. Also audits or inspections by trained hygiene staff are performed regularly. Medical visits are mostly accompanied by nursing staff, although interdisciplinary case discussions are performed in only 73% of facilities.

There are major differences in the processing of the residents' laundry. In approximately 40% of all facilities, the service is provided by external suppliers. 20% of facilities wash the laundry themselves, predominantly with an industrial washing machine. The laundry of infected residents is mostly processed with a disinfecting detergent.

When a resident is transferred (or returned) from hospital to residential geriatric nursing, 71% of the surveyed facilities in Hamburg are provided with information about the presence of MDROs. In the rest of Germany, only 41% were provided with this information, although half the participants reported that they were at least *usually* provided with this information. Problems in communicat-

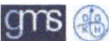

Table 1: Characteristics of geriatric nursing homes in Hamburg and rest of Germany, 2012

	Hamburg (n=84)	Rest of Germany (n=110)
	n (%)	n (%)
Residents per nursing home		
≤50 residents	18 (21.4)	37 (33.6)
51–100 residents	28 (33.4)	52 (47.3)
≥101 residents	38 (45.2)	21 (19.1)
	Median (P25–P75*)	Median (P25–P75)
Residents with		
Level of care 0	5 (1–10)	2 (0–5)
Level of care I	31.5 (16.5–50)	24 (11–35)
Level of care II	32 (16.5–48)	25 (17–36)
Level of care III	13 (8–21)	11 (6–17)
Number of		
Nursing staff	45.5 (26–61)	33 (21–45)
Cleaning staff	6 (4–10)	5 (3–8)
General practitioners	11 (6–17.5)	8 (5–12)

*P25–P75: 25th percentile – 75th percentile

ing information about MDROs were most often thought to be located at the interfaces between the geriatric nursing facility and the hospital or between the geriatric nursing facility and the GPs.

If MDROs colonisation or infection develops, the affected resident is usually isolated. This was more frequent in Hamburg (p<0.05). This was most often in a single room (>96%), which is feasible in most buildings. Barrier nursing (wearing additional protective clothing) was also frequent (Hamburg 78%, other 69%), in contrast to cohort isolation (Hamburg 16%, other 29%). In about 80% of all geriatric nursing facilities, the residents were given training on hand disinfection; this was either regular or related to events, e.g. after an outbreak. When MDROs had developed, the residents and particularly their families were almost always informed orally and, in most cases, also in writing.

In 94% of geriatric nursing facilities, work clothes were worn. However, the employer only provided this clothing in 77% (Hamburg) or 75% of the facilities (other federal states, either fully or partially). On the other hand, all surveyed facilities provided adequate protective clothing for the care of ill or infected residents. In 21% of the facilities, staff with chronic skin diseases gave care to residents with MDROs. Only half of all facilities (54%) performed a risk assessment for staff infection. (These questions were not asked in Hamburg).

Discussion

There is growing public interest in multiresistant pathogens. This issue has also drawn increasing attention in residential geriatric nursing. This study on infection control has shown that MDROs is a current problem during daily work in residential geriatric nursing facilities. The hygiene plan is regularly performed. Various efforts are also made to prevent infection, such as isolating infected residents,

hygienic laundry processing, hand disinfection training for the residents and information once a MDROs case has been reported. There are deficits in the communication of infection risk between the various participants. There is also scope for improving protection at work.

There have been several studies in Germany on hygiene and infection protection in geriatric nursing facilities. These studies have focused on different problems, depending on the client and the objectives. As a result, comparison is limited and restricted to individual points (if at all). For example, the studies performed by the Frankfurt am Main Health Office should be mentioned. The experience from these studies and the results on hygiene monitoring in geriatric nursing facilities have been published and are continuously updated [14], [15], [16]. In addition, Hansen et al. [17] have studied the hygienic problems of dealing with laundry and rubbish. Other studies have recorded the prevalence rates of nursing-associated infections in nursing facilities [6], [18] or deal with Methicillin-resistant Staphylococcus aureus (MRSA) [12] and only discuss comparable questions peripherally.

The 2011 amendment to the Law on Protection from Infection [19] is intended to improve the basic conditions for preventing and combating nosocomial infections, particularly MDROs, and provides legally binding instructions at the federal level. This serves to strengthen the recommendations published by the Commission for Hospital Hygiene and Infectious Disease Prevention (KRINKO). Moreover current scientific knowledge can be used to support decisions with legal liability [20]. In 2005, KRINKO published recommendations on infection prevention that were directly tailored for nursing homes [11], and which can still be used as a basis. In 1999 KRINKO provided recommendations for preventing the particular antibiotic-resistant pathogens MRSA in medical facilities [21]. Now these are replaced [22].

Table 2: Study results in infection control issues in residential facilities for geriatric nursing, 2012

	Hamburg n (%)	Rest of Germany n (%)	p-Value
Infection control			
Standards for MDROs implemented	78 (97.5)	108 (98.2)	1.0
Standard decolonisation regime	72 (87.8)	86 (80.4)	1.0
Training about MDROs	79 (95.2)	108 (98.2)	0.4
annual*	42 (52.5)	59 (55.7)	0.6
biannual	29 (36.3)	24 (22.2)	0.05
in case of MDROs	58 (72.5)	45 (44.1)	<0.001
Implementation of audits	76 (100.0)	77 (75.5)	<0.001
Medical visits attended by nursing staff	77 (95.1)	106 (98.1)	0.7
Interdisciplinary case discussions	56 (72.7)	79 (72.5)	1.0
Laundry preparation			
Doing laundry			
outsourcing	30 (36.1)	46 (41.8)	0.5
in-house laundry	16 (19.3)	22 (20.0)	1.0
either	37 (44.6)	42 (38.2)	0.4
In case of in-house laundry, use of			
industrial laundry machine	48 (88.9)	54 (84.4)	0.6
disinfecting detergent	53 (96.4)	60 (95.2)	1.0
Infection prevention/Behavior in case of MDROs			
MDROs Information from hospital			
yes	57 (71.3)	45 (41.3)	
no	23 (28.8)	11 (10.1)	n.a.
usually	n.a.	53 (48.6)	
Problems in communication with			
Hospitals	60 (71.4)	57 (75.0)	0.7
General practitioners	32 (38.1)	37 (50.7)	0.2
Patient transfer staff	16 (19.0)	12 (16.7)	0.8
Isolation precautions for MDROs	78 (96.3)	92 (86.0)	0.03
Application of *			
Single room isolation	78 (96.3)	88 (97.8)	0.7
Barrier nursing	63 (77.8)	64 (68.8)	<0.001
Cohort isolation	13 (16.0)	21 (28.8)	0.4
Appropriate facilities	72 (85.7)	85 (81.6)	0.7
Hand hygiene training for residents	65 (81.3)	84 (76.4)	0.5
Information about MDROs to			
Residents	83 (100.0)	85 (77.3)	<0.001
Relatives	83 (100.0)	110 (100.0)	1.0
Information given			
orally	78 (98.7)	105 (96.3)	0.4
written	61 (89.7)	76 (74.5)	0.1
Precautions for health care workers			
Wearing working clothes	78 (94.0)	103 (93.6)	1.0
Working clothes provided			
yes	65 (79.3)	64 (62.2)	
no	17 (20.7)	26 (25.2)	n.a.
partly	n.a.	13 (12.6)	
Protective clothing provided	84 (100.0)	103 (100.0)	1.0
Staff with chronic skin diseases provide care to MDROs residents	n.a.#	22 (20.4)	n.a.
Risk assessment performed	n.a.#	50 (53.8)	n.a.

* multiple answers possible; # question not asked; n.a. – not applicable

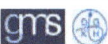

Infection control

The geriatric nursing facilities provide their residents with the domestic centre of their lives. The feeling of privacy is strengthened when they wear their personal clothes. In this context, processing the laundry and eliminating possible pathogens is of essential importance. For laundry hygiene, KRINKO recommends a disinfectant procedure for bedclothes, as these are usually not restricted to the individual resident. In contrast, the residents' personal laundry can be washed within the domestic area. In the event of an outbreak or MRSA colonisation, a disinfectant washing procedure is recommended for the affected resident's laundry with body contact – underclothes, towels and flannels [11]. In our study, the laundry was predominantly processed by external companies – at least partially. Only 20% of the facilities exclusively washed the laundry themselves. Hansen et al. [17] found similar results: 50% of the surveyed facilities had the clothes cleaned by external laundries and only 25% processed the laundry themselves. Our study found that more than 80% of the facilities had an industrial washing machine available for washing within the facility. In contrast to domestic machines, industrial machines guarantee that the desired temperature is reached and that the disinfectant is precisely dosed [23].

Infection prevention/actions taken when MDROs is found

The study showed that there are frequently problems in transmitting information between the various participants in the health service – particularly with the hospitals and GPs. Problems that were often mentioned include information on residents' MDROs colonisation or infection on transfer or return from hospital. This was often provided too late, or not at all, which led to organisational difficulties in the geriatric nursing facilities. As early as 2005, the KRINKO recommendations on preventing infection in nursing homes stated that, when a patient is referred or transported, information should be provided that permits appropriate protective or hygienic measures [11].

The medical care of the residents is exclusively provided by GPs, so there could be problems with this interface too. The facilities felt that the GPs often failed to understand their difficulties when having to deal with MRSA colonisation or infections. In some cases, the sense and necessity of some hygiene or disinfection procedures and taking control swabs were called into doubt or were simply refused. One possible explanation for the problems with smears may be that payment for the medical service of MRSA smears was only introduced in April 2012 and even afterwards is only accepted under specific conditions (§ 87 Abs. 2a SGB V).

To prevent infection in geriatric nursing facilities, the KRINKO recommends consistent adherence to standard hygiene measures, which normally suffice to counteract further spread of the pathogens. If there are risk factors, the measures may have to be adapted to the situation. Thus, isolation of the colonised or infected residents is not demanded in principle, but it is recommended that this should be considered in the individual case [11]. In our study, the great majority of facilities reported that they isolated their residents in the event of MDROs disease. This was almost always single room isolation, with 70–80% barrier nursing. The exact details remain unclear. As most facilities have enough rooms, single room isolation is easy to implement. It is not clear from our study results whether this also includes isolation from social contacts. In the context of infection prevention, it is important to find the balance between the residents' domestic environment and the necessary medical or hygienic measures to avoid infection transmission. Although isolation measures for MRSA have been found to be effective in hospitals, this is not always necessary for geriatric nursing facilities [24]. Isolation can lead to severe depression and anxiety [25], particularly in older people [26].

Staff protection

With MDROs, staff protection is also important. For employees in the health service, MRSA prevalence rates between 2% and 15% have been observed in non-outbreak situations [27]. One study found the MDROs prevalence rate of 6.3% in geriatric nurses; 3.1% of the staff were colonised with MRSA, 3.1% with extended-spectrum beta-lactamase (ESBL) and 1.6% with vancomycin-resistant *enterococcus* (VRE) [28]. Current statistics from the Institution for Statutory Accident Insurance and Prevention in the Health and Welfare Services (BGW) confirm that the risk to staff is relevant. Between 2007 and 2011, a total of 389 suspected cases of occupational disease from MRSA were reported to the BGW. Within the same period, the infection was recognised as an occupational disease in 42 cases [29]. In general, the risk of an occupational MRSA infection appears to be rather low. However, the consequences of an MRSA infection can be severe and can even lead to years of unfitness for work [30].

Hand hygiene is regarded as the basic hygienic measure for personal protection and to avoid pathogen transmission [11]. Hygienic hand disinfection is simple, cheap and effective, although compliance is not always adequate [31]. As an additional measure, the employer must provide staff with adequate protective clothing [32]. The issue of work clothes is a controversial matter in geriatric nursing. Our study showed that work clothes are not worn everywhere and, particularly, that they are not always provided by the employer. In Frankfurt am Main, 85% of the surveyed facilities provided their staff with work clothes [16]. Hansen et al. [17] made similar findings: in approx. 90% of the facilities, work clothes were worn and in 74% the employer provided the staff with work clothes – at least in part. However, the facility did not always process the work clothes. In an earlier study from the Frankfurt Health Office, wearing private clothes rather

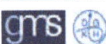

than work clothes was felt to be a problem [14]. Other authors have pointed out the necessity of proper processing to achieve complete decontamination of pathogens [33], [34].

Limitations

The present study has some limitations. The low response rate and the difficulties in recruiting geriatric nursing facilities that are willing to participate have also been reported by other authors [17]. It can be assumed that only "good" facilities – those with functioning infection control – responded, so that the result is distorted by selection bias. There may also be an interviewer bias, as the facilities are more likely to respond and to give the desired answers when the questions were put by the Health Office (the special authorities) with their legal responsibilities, rather than by the university research facility.

The questionnaire was unable to consider all aspects that would also be important in considering infection control in geriatric nursing facilities. For example, there was no information on the proportion of residents with dementia in each facility, as it can be assumed that their compliance with protective measures would be limited [17]. Our survey is also unable to distinguish between urban and rural geriatric nursing facilities. The survey also failed to cover laundry processing in certified laundries or data on the processing of work clothes. Information on the proportion of geriatric nurses and hygiene staff with professional qualifications could provide additional information on the proper implementation of the KRINKO recommendations on infection control in geriatric nursing facilities.

Conclusion

In geriatric nursing, there is growing interest in MDROs and the related issue of infection prevention from appropriate control. The implementation of specific measures for infection protection will be an important challenge in the future. Improvements could be achieved by improving communication between the different participants in the health service, together with specific measures for staff protection.

Notes

Competing interests

The authors declare that they have no competing interests.

References

1. Ruscher C, Schaumann R, Mielke M. Herausforderungen durch Infektionen und mehrfach-resistente Bakterien bei alten Menschen in Heimen [The challenge of infections and multiresistant bacteria among the elderly living in long-term care facilities]. Bundesgesundheitsblatt Gesundheitsforschung Gesundheitsschutz. 2012 Nov;55(11-12):1444-52. DOI: 10.1007/s00103-012-1555-7

2. Statistisches Bundesamt. Pflegestatistik 2011 – Pflege im Rahmen der Pflegeversicherung – Deutschlandergebnisse. Wiesbaden: Statistisches Bundesamt; 2013. Available from: https://www.destatis.de/DE/Publikationen/Thematisch/Gesundheit/Pflege/PflegeDeutschlandergebnisse5224001119004.pdf

3. Pfister G, Herndler-Brandstetter D, Grubeck-Loebenstein B. Ergebnisse aus der biomedizinischen Alternsforschung. Trends und aktuelle Beispiele aus der Immunologie [Results from biomedical aging research. Trends and current examples from immunology]. Bundesgesundheitsblatt Gesundheitsforschung Gesundheitsschutz. 2006 Jun;49(6):506-12. DOI: 10.1007/s00103-006-1278-8

4. Geffers C, Gastmeier P. Nosocomial infections and multidrug-resistant organisms in Germany: epidemiological data from KISS (the Hospital Infection Surveillance System). Dtsch Arztebl Int. 2011 Feb;108(6):87-93. DOI: 10.3238/arztebl.2011.0087

5. Suetens C. Healthcare-associated infections in European long-term care facilities: how big is the challenge? Euro Surveill. 2012 Aug 30;17(35). pii: 20259. Available from: http://www.eurosurveillance.org/ViewArticle.aspx?ArticleId=20259

6. Wischnewski N, Mielke M, Wendt C. Healthcare-associated infections in long-term care facilities (HALT). Ergebnisse aus Deutschland im Rahmen einer europäischen Prävalenzstudie [Healthcare-associated infections in long-term care facilities. German results of the European prevalence study HALT]. Bundesgesundheitsblatt Gesundheitsforschung Gesundheitsschutz. 2011 Nov;54(11):1147-52. DOI: 10.1007/s00103-011-1363-5

7. Koch AM, Eriksen HM, Elstrøm P, Aavitsland P, Harthug S. Severe consequences of healthcare-associated infections among residents of nursing homes: a cohort study. J Hosp Infect. 2009 Mar;71(3):269-74. DOI: 10.1016/j.jhin.2008.10.032

8. Hübner NO, Hübner C, Kramer A. Ökonomische Aspekte des Hygienemangements von MRSA [Economic aspects of the management and control of MRSA]. Gesundheitswesen. 2009 Nov;71(11):771-6. DOI: 10.1055/s-0029-1241891

9. Linder R, Thoms I, Pfenning I, Schadowski R, Möws V. The project HICARE: cross-sectoral action alliance against multi-resistant pathogens. GMS Krankenhhyg Interdiszip. 2011;6(1):Doc25. DOI: 10.3205/dgkh000182

10. Engelhart ST, Hanses-Derendorf L, Exner M, Kramer MH. Prospective surveillance for healthcare-associated infections in German nursing home residents. J Hosp Infect. 2005 May;60(1):46-50. DOI: 10.1016/j.jhin.2004.09.037

11. Infektionsprävention in Heimen. Empfehlung der Kommission für Krankenhaushygiene und Infektionsprävention beim Robert Koch-Institut (RKI) [Infection prevention in the home. Recommendations of the Commission for Hospital Hygiene and Infection Production of the Robert Koch Institute (RKI)]. Bundesgesundheitsblatt Gesundheitsforschung Gesundheitsschutz. 2005 Sep;48(9):1061-80. DOI: 10.1007/s00103-005-1126-2

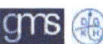

12. Engelhart S, Lauer A, Simon A, Exner D, Heudorf U, Exner M. Wiederholte Prävalenzuntersuchungen Pflegeheim-assoziierter Infektionen als Instrument zur Erfassung der hygienischen Ergebnisqualität [Repeated prevalence investigations of nursing home-associated infections as a tool to assess the hygienic quality of care]. Bundesgesundheitsblatt Gesundheitsforschung Gesundheitsschutz. 2009 Oct;52(10):936-44. DOI: 10.1007/s00103-009-0938-x

13. Gleich S, Horvath L, Hildebrandt S, Schweitzer S. Aufbau eines regionalen MRSA-Netzwerkes. Erfahrungsbericht aus dem Gesundheitsamt München. Epidemiol Bull. 2011;33:311-5.

14. Heudorf U, Hentschel W. Hygiene in Alten- und Pflegeheimen--Erfahrungen aus der Überwachung des Gesundheitsamtes der Stadt Frankfurt am Main von 1989 bis 1998 [Public health in homes for the aged and nursing homes--experiences from monitoring by the public health office in Frankfurt am Main from 1989 to 1998]. Gesundheitswesen. 2000 Dec;62(12):670-7. DOI: 10.1055/s-2000-10433

15. Hentschel W, Heudorf U. Das Hygiene-Ranking der Frankfurter Altenpflegeheime--Konzept und erste Erfahrungen [Hygiene ranking in residential homes for the aged in Frankfurt--conception and first results]. Gesundheitswesen. 2007 Apr;69(4):233-9. DOI: 10.1055/s-2007-973089

16. Heudorf U, Gasteyer S, Samoiski Y, Voigt K. Flächenreinigung und -desinfektion in Altenpflegeheimen. Struktur-, Prozess- und Ergebnisqualität in Altenpflegeheimen in Frankfurt am Main, 2011 [Cleaning and disinfection in nursing homes. Data on quality of structure, process and outcome in nursing homes in Frankfurt am Main, Germany, 2011]. Bundesgesundheitsblatt Gesundheitsforschung Gesundheitsschutz. 2012 Aug;55(8):961-9. DOI: 10.1007/s00103-012-1513-4

17. Hansen D, Ross B, Hilgenhöner M, Loss R, Grandek M, Blättler T, Popp W. Umgang mit Wäsche und Abfall in Alten- und Pflegeheimen. Eine Erfassung in 22 Heimen [Handling of laundry and garbage in nursing homes. A survey in 22 homes]. Bundesgesundheitsblatt Gesundheitsforschung Gesundheitsschutz. 2011 Nov;54(11):1153-60. DOI: 10.1007/s00103-011-1360-8

18. Heudorf U, Boehlcke K, Schade M. Healthcare-associated infections in long-term care facilities (HALT) in Frankfurt am Main, Germany, January to March 2011. Euro Surveill. 2012 Aug 30;17(35). pii: 20256. Available from: http:// www.eurosurveillance.org/ViewArticle.aspx?ArticleId=20256

19. Gesetz zur Verhütung und Bekämpfung von Infektionskrankheiten beim Menschen (Infektionsschutzgesetz - IfSG). Infektionsschutzgesetz vom 20. Juli 2000 (BGBl. I S. 1045), das zuletzt durch Artikel 2 Absatz 36 u. Artikel 4 Absatz 21 des Gesetzes vom 7. August 2013 (BGBl. I S. 3154) geändert worden ist.

20. Lorz S. Nosokomiale Infektionen: Zur Novellierung des Infektionsschutzgesetzes und des SGB V [Nosocomial infections: amendments to the Infection Protection Act and the Social Security Code V]. Gynäkologe. 2012 Jul;45(7):578-80. DOI: 10.1007/s00129-012-3006-9

21. Kommission für Krankenhaushygiene und Infektionsprävention (KRINKO) beim Robert Koch-Institut. Empfehlungen zur Prävention und Kontrolle von Methicillin-resistenten Staphylococcus aureus-Stämmen (MRSA) in Krankenhäusern und anderen medizinischen Einrichtungen. Bundesgesundheitsblatt Gesundheitsforschung Gesundheitsschutz. 1999 Dec;42(12):954-8. DOI: 10.1007/s001030050227

22. Kommission für Krankenhaushygiene und Infektionsprävention (KRINKO) beim Robert Koch-Institut. Empfehlungen zur Prävention und Kontrolle von Methicillin-resistenten Staphylococcus aureus-Stämmen (MRSA) in medizinischen und pflegerischen Einrichtungen. Bundesgesundheitsblatt Gesundheitsforschung Gesundheitsschutz. 2014 Jun;57(6):695-732. DOI: 10.1007/s00103-014-1980-x

23. Wischnewski N. Umgang mit Wäsche aus Alten- und Pflegeheimen. Hyg Med. 2011;36(7/8):306-8.

24. Hughes C, Tunney M, Bradley MC. Infection control strategies for preventing the transmission of meticillin-resistant Staphylococcus aureus (MRSA) in nursing homes for older people. Cochrane Database Syst Rev. 2013;11:CD006354. DOI: 10.1002/14651858.CD006354.pub4

25. Abad C, Fearday A, Safdar N. Adverse effects of isolation in hospitalised patients: a systematic review. J Hosp Infect. 2010 Oct;76(2):97-102. DOI: 10.1016/j.jhin.2010.04.027

26. Tarzi S, Kennedy P, Stone S, Evans M. Methicillin-resistant Staphylococcus aureus: psychological impact of hospitalization and isolation in an older adult population. J Hosp Infect. 2001 Dec;49(4):250-4. DOI: 10.1053/jhin.2001.1098

27. Hawkins G, Stewart S, Blatchford O, Reilly J. Should healthcare workers be screened routinely for meticillin-resistant Staphylococcus aureus? A review of the evidence. J Hosp Infect. 2011 Apr;77(4):285-9. DOI: 10.1016/j.jhin.2010.09.038

28. Gruber I, Heudorf U, Werner G, Pfeifer Y, Imirzalioglu C, Ackermann H, Brandt C, Besier S, Wichelhaus TA. Multidrug-resistant bacteria in geriatric clinics, nursing homes, and ambulant care--prevalence and risk factors. Int J Med Microbiol. 2013 Dec;303(8):405-9. DOI: 10.1016/j.ijmm.2013.05.002

29. Dulon M, Wendeler D, Haamann F, Nienhaus A. Infektionen als Berufskrankheiten - Auswertung der Standarddaten der Berufsgenossenschaft für Gesundheitsdienst und Wohlfahrtspflege für 2007 bis 2011 [Infections as occupational diseases – Analyses of the data of the Accident Insurance Institution for the Health and Welfare Services for 2007 to 2011]. Zentralbl Arbeitsmed. 2013;63(1):36-45. DOI: 10.1007/BF03346183

30. Haamann F, Dulon M, Nienhaus A. MRSA as an occupational disease: a case series. Int Arch Occup Environ Health. 2011 Mar;84(3):259-66. DOI: 10.1007/s00420-010-0610-7

31. Conrad A, Dettenkofer M, Widmer A. Kontrolle von Methicillin-resistenten Staphylococcus aureus (MRSA) - Maßnahmen und Konzepte zur Verbesserung der Händehygiene [Transmission of Methicillin-resistant Staphylococcus aureus (MRSA) - Measures and concepts to improve hand hygiene]. Klinikarzt. 2011 Apr;40(3):126-32. DOI: 10.1055/s-0031-1277685

32. Technische Regel für Biologische Arbeitsstoffe (TRBA) 250: Biologische Arbeitsstoffe im Gesundheitswesen und in der Wohlfahrtspflege [Technical Rule for Biological Agents 250: Biological Materials in the Health Service and in Welfare Services]. GMBl. 2014 Mar;10/11:206. Änderung GMBl. 2014 May; 25:535.

33. Lakdawala N, Pham J, Shah M, Holton J. Effectiveness of low-temperature domestic laundry on the decontamination of healthcare workers' uniforms. Infect Control Hosp Epidemiol. 2011 Nov;32(11):1103-8. DOI: 10.1086/662183

34. Nordstrom JM, Reynolds KA, Gerba CP. Comparison of bacteria on new, disposable, laundered, and unlaundered hospital scrubs. Am J Infect Control. 2012 Aug;40(6):539-43. DOI: 10.1016/j.ajic.2011.07.015

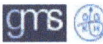

Corresponding author:

Claudia Peters, MPH
University Medical Center Hamburg-Eppendorf, Institute
for Health Services Research in Dermatology and Nursing
(CVcare), Martinistr. 52, O17, 20246 Hamburg, Germany,
Phone: +49- (0) 40 7410 – 59702, Fax: +49- (0) 40 7410
– 59708
c.peters@uke.de

Please cite as
*Peters C, Schablon A, Bollongino K, Maaß M, Kaß D, Dulon M, Diel R,
Nienhaus A. Multiresistant pathogens in geriatric nursing – infection
control in residential facilities for geriatric nursing in Germany. GMS
Hyg Infect Control. 2014;9(3):Doc22.*
DOI: 10.3205/dgkh000242, URN: urn:nbn:de:0183-dgkh0002427

This article is freely available from
http://www.egms.de/en/journals/dgkh/2014-9/dgkh000242.shtml

Published: *2014-09-30*

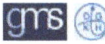

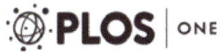

RESEARCH ARTICLE

MRSA Prevalence and Risk Factors among Health Personnel and Residents in Nursing Homes in Hamburg, Germany – A Cross-Sectional Study

Claudia Peters[1]*, Madeleine Dulon[2], Olaf Kleinmüller[1], Albert Nienhaus[1,2], Anja Schablon[1]

1 Institute for Health Services Research in Dermatology and Nursing, CVcare, University Medical Center Hamburg-Eppendorf, Hamburg, Germany, 2 Department of Occupational Health Research, Institution for Statutory Accident Insurance and Prevention in Healthcare and Welfare, Hamburg, Germany

* c.peters@uke.de

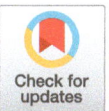

Check for updates

Abstract

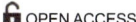
OPEN ACCESS

Citation: Peters C, Dulon M, Kleinmüller O, Nienhaus A, Schablon A (2017) MRSA Prevalence and Risk Factors among Health Personnel and Residents in Nursing Homes in Hamburg, Germany – A Cross-Sectional Study. PLoS ONE 12 (1): e0169425. doi:10.1371/journal.pone.0169425

Editor: Jose Melo-Cristino, Universidade de Lisboa Faculdade de Medicina, PORTUGAL

Received: April 28, 2016

Accepted: December 16, 2016

Published: January 9, 2017

Copyright: © 2017 Peters et al. This is an open access article distributed under the terms of the Creative Commons Attribution License, which permits unrestricted use, distribution, and reproduction in any medium, provided the original author and source are credited.

Data Availability Statement: All data files are available from the figshare database 10.6084/m9. figshare.4254041.

Funding: This study was funded by the Institution for Statutory Accident Insurance and Prevention in the Health and Welfare Services, Germany, unrestricted fund (URL: https://www.bgw-online. de), and a grant of the German Ministry of Health, grant number IIA5-2512FSB103 (URL: http://www. bmg.bund.de/). The funders had no role in the

Introduction

The increase of multidrug-resistant organisms in hospitals causes problems in nursing homes. Staff in geriatric nursing homes are at greater risk of MRSA colonisation. The aim of the study was to describe the occupational exposure to MRSA among health personnel in geriatric nursing.

Methods

A point prevalence survey was conducted among health personnel and residents of geriatric nursing homes within the greater Hamburg district. Nasal swabs and, where relevant, wound swabs were collected for the screening survey. Risk factors for MRSA colonisation were identified by means of a questionnaire and using the files held on the residents. Where tests on nursing staff were positive, a control swab was taken; when the results were confirmed positive, decolonisation was performed. The responsible general practitioners were notified of positive MRSA findings among residents. A molecular biological examination of the MRSA samples was performed.

Results

A total of 19 institutions participated in the study. Nasal swabs were taken from 759 nursing staff and 422 residents. Prevalence of MRSA was 1.6% among staff and 5.5% among residents. MRSA colonisation among health personnel indicated a correlation with male gender (OR 4.5, 95% CI 1.4–14.1). Among the residents, chronic skin diseases (OR 3.2, 95% CI 1.0–10.3) and indwelling devices (OR 3.2, 95% CI 1.2–8.1) were identified as risk factors. No link between MRSA in residents and in health personnel could be established.

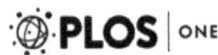

study design, data collection and analysis, decision to publish, or preparation of the manuscript.

Competing Interests: The authors have declared that no competing interests exist.

Conclusion

The number of MRSA colonisations among nursing staff and residents of geriatric nursing homes in Hamburg was rather low at 1.6% and 5.5% respectively and equates to the results of other surveys in non-outbreak scenarios.

Introduction

Due to increases in life expectancy, a large number of elderly people are cared for in facilities for geriatric nursing. In 2013, 2.6 million people were in need of care in Germany, of which 29% were in full-time care in residential facilities. The need for care services rises with increasing age, resulting in a share of 64% of people aged 90 or above in need of nursing care [1].

Nosocomial infections are a particular problem in geriatric nursing homes. Elderly people are at greater risk of infection, for example as a result of chronic diseases and multimorbidity, weakened immune responses, limited mobility and frequent admissions to hospital [2].

A rise in multidrug-resistant organisms has been observed in hospitals [3]. Infections with resistant pathogens present not only the medical profession with a constant stream of new challenges, but also extend treatment times, increase mortality rates and raise treatment costs [4–7]. The situation with Methicillin-resistant *Staphylococcus aureus* (MRSA) is the best to examine, because this pathogen has presented the greatest problem in recent years. A continuous decline in the number of nosocomial MRSA infections is now being observed in Europe [8]. Current data from Germany has confirmed this trend, even if the precise causes for this are unclear [9].

An MRSA prevalence of 0.7% was found for the general population in Germany [10]. The frequency of MRSA colonisation among patients in the various healthcare fields has been specified at between 1% and 24% for Europe [11]. Among health personnel, average prevalence of 4.6% [12] and 5% [13] were found. A review on MRSA in non-outbreak settings showed prevalence between 0.2 and 15% [14]. Surveys of healthcare staff at medical institutions in Germany produced an MRSA prevalence of 0.4 to 4.5% [15].

Analyses conducted by the Statutory Accident Insurance of the Health and Welfare Service (BGW) have shown that the risk of infection is relevant for personnel. Out of 263 suspected cases of MRSA related occupational disease that were reported to BGW between 2010 and 2014, 39 cases of actual MRSA infection were recognized. Cases with merely MRSA colonisation do not meet the requirement for recognition as an occupational disease [16]. The risk of an occupational infection appears to be somewhat low on the whole. However, the consequences of infection can be severe, possibly resulting in many years of work incapacity and professional consequences [17]. Analysis of the BGW database on health personnel whose MRSA infection was recognised as an occupational disease showed that working as a geriatric nurse was one of the risks [18].

Little is presently known about the risk of occupational exposure to MRSA among geriatric healthcare workers in Germany. Therefore, a study was performed in which the point prevalence of MRSA colonisation among health personnel in geriatric nursing homes was surveyed. Occupational exposure was examined by screening the residents. Risk factors for MRSA colonisation were identified by means of a questionnaire. Potential links between MRSA colonisation in staff and residents were tested using genotyping.

Methods

Study design, setting and population

The cross-sectional study was conducted in geriatric nursing facilities throughout the greater Hamburg region. In these facilities, elderly people are cared for by qualified nursing staff 24

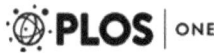

hours a day. 193 geriatric nursing facilities cared for 16,005 residents in Hamburg in 2013, with a total of 12,650 employees [19]. The nursing homes were recruited in writing by email, by telephone, and by providing information in the Hamburg network on multi-resistant pathogens, as well as by distributing leaflets at events. Because of the different methods used in the sampling procedure, the total number of facilities contacted to participate in the survey cannot be determined. The invitation to participate was directed at all employees and residents in nursing and care facilities in the Hamburg metropolitan region. An age range of 18 to 65 years was set as an inclusion criterion for nursing staff. The screening, consisting of sample collection and data acquisition, was performed from May 2014 to May 2015, and was conducted for a maximum of three days at each facility at short intervals.

Data collection

For the MRSA survey, swabs were taken from the nasal vestibule of healthcare staff and residents. A wound swab was also taken from residents with chronic wounds. The study nurse performed the swab examination on the residents, whereas the health staff took their swabs themselves under the study nurse's supervision. However, every tenth staff swab was repeated by the study nurse for quality control, in order to compare the self-administered sampling with the nurse-administered swabs. Potential risk factors for MRSA colonisation were identified using a questionnaire. For the staff, occupational risk factors such as the nature and duration of the work, contact with MRSA residents in a nursing capacity and factors of influence such as use of antibiotics, their own hospital stays and contact with animals were explored alongside socio-demographic data. For residents, data on age, degree of dependency of care (care level), chronic disorders, antibiotic therapies and hospital stays, as well as indwelling devices were collected. The nursing staff completed the questionnaire on their own, while the study nurse did this on behalf of the residents, adding medical data using the medical files and care records. The employee screening was anonymised with a coding system and no person-related data was recorded or kept in the study centre.

The participating health personnel were notified of their test results via sealed envelopes marked only with their identification codes, which were handed out by the care facilities management. Staff tested MRSA-positive were given the opportunity to contact the study nurse to obtain a control swab. If this control swab was still positive, the participant was provided with a non-antibiotic decolonisation kit consisting of hair and body wash, oral and nasal disinfectants and hand sanitizer with antimicrobial agents to eliminate MRSA from the body surface. They were also given products like tooth brushes and combs to avoid recontamination. The active ingredient in these products is Octenidine dihydrochloride. A further control swab was offered to check the success of the decolonisation efforts. The average time span between the screening and control swab was 14 days to 3 weeks. MRSA-positive results in residents were forwarded to general practitioners for further treatment.

Microbiological methods

Cotton wool swabs were used for the nasal swab examinations. The swab sample was taken by swabbing both anterior nares in a rotating motion for around five seconds using the same swab. The swab was then sealed in a transport container. Immediately upon arrival of the material at the laboratory, the swab was first streaked onto an MRSA-selective plate (bioMérieux) and then placed into a Brain-Heart-Infusion enrichment broth (Becton Dickinson). Both, plate and broth were incubated at 37°C in an ambient atmosphere. The plate was inspected after 24 hours and 48 hours of incubation. Colonies were further identified by MALDI-TOF (Bruker Daltonics, MALDI Biotyper) either directly from the MRSA-selective plate

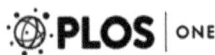

when present as a pure culture or after isolation on CNA-Agar (Becton Dickinson). The presence of PBP2A was confirmed by an immunochromatographic assay (Alere, PBP2a SA test). After 24 hours of incubation, the enrichment broth was subcultered on a MRSA-selective plate, which was then incubated for another 48 hours with inspection after 24 and 48 hours. For positive samples, *S. aureus* protein A (*spa*) typing was performed. PCR amplification of the *spa*-gene was performed with the primers 1113f 5´–TAA AGA CGA TCC TTC GGT GAG C–´ 3 and *spa* 1514r 5´–CAG CAG TAG TGC CGT TTG CTT–´ 3 [20] using the Hot Start Taq Master Mix (Qiagen). Sequencing of the PCR product was carried out with the BigDye Terminator v3.1 (ThermoFisher) reagent. The sequencing reaction was then purified on Sephadex G-50 DNA Grade (ThermoFisher) columns and subsequently analysed in the ABI 3130xl Genetic Analyser. Resulting sequence data were interpreted with the ridom tool (http://www.spaserver. ridom.de/).

Ethical approval

The study was conducted in accordance with the requirements of data protection legislation. The Ethics Committee of the General Medical Council for the city of Hamburg gave its approval (PV4610). The staff screening was anonymised with a coding system. An identification code was issued to the participants but this code was not linked to any identifying data. The sole purpose of this code was to transmit the lab test result to the participant by means of sealed envelopes that were handed out via the care facilities management. No person-related data or identification list was recorded or kept in the study centre or in the participating facilities. In accordance with the requirements of the local data protection legislation a written consent is not necessary for anonymised data collection and was omitted to avoid an unnecessary collection of personalised data. The health personnel gave their implicit consent verbally and by participation. The residents or their legal representatives had to give their written consent.

Statistical analysis

The univariate analyses were performed using Pearson's chi square test, or, where there were less than five observations, using Fisher's exact test. Persons in whom MRSA was found were compared here against persons in whom it was not. For the multivariate analysis, backward stepwise logistic regression was applied. Variables with p-value >0.1 were successively excluded. The analyses were performed using IBM SPSS Statistics 22.

Results

A total of 19 geriatric nursing facilities with 759 healthcare staff and 422 residents participated in the study. The response rate for all staff was 60%. In the individual facilities, between 35 and 95% of the staff participated in the study. For the residents, the response rate was 21% and between 7 and 56% in individual facilities.

Health personnel

Over 80% of the participants were women (Table 1). The healthcare staff were between 17 and 65 years of age, with a median age of 43. The 50 to 59 age group was most strongly represented at 25%. Almost half of the staff had worked in geriatric care for between a full year and ten years, while 19% had worked in this field for more than 15 years. 60% stated that they had a qualification in care practice, with training as geriatric nurses and geriatric care assistants being the most commonly named. The majority of the personnel were engaged in care activities at the time of the survey, while others worked as physiotherapists, occupational therapists,

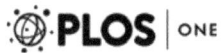

Table 1. Description of study population (staff) and MRSA-positive cases (MRSA$_{staff}$) among health personnel.

Variable		Staff	MRSA$_{staff}$	p-value[b]
		N$_{total}$ = 759	N$_{MRSA}$ = 12	
		n (%)	n (%)[a]	
Sex	female	607 (80.0)	6 (1.0)	
	male	140 (18.4)	6 (4.3)	
	unknown	12 (1.6)	0 (0.0)	0.02
Age in years	< 30	164 (21.6)	4 (2.4)	
	30–39	163 (21.5)	4 (2.5)	
	40–49	178 (23.5)	0 (0.0)	
	50–59	191 (25.2)	2 (1.0)	
	> 60	53 (7.0)	2 (3.8)	
	unknown	10 (1.3)	0 (0.0)	0.25
Time spent in geriatric care	< 1 year	79 (10.4)	1 (1.3)	
	1–5 years	157 (20.7)	3 (1.9)	
	6–10 years	147 (19.4)	3 (2.0)	
	11–15 years	105 (13.8)	2 (1.9)	
	> 15 years	143 (18.8)	2 (1.4)	
	unknown	128 (16.9)	1 (0.8)	0.96
Level of training	geriatric nurse	241 (31.8)	6 (2.5)	
	care assistant / auxiliary nurse	110 (14.5)	2 (1.8)	
	general nurse	58 (7.6)	1 (1.7)	
	trainee nurse	45 (5.9)	1 (2.2)	
	without nursing qualification	78 (10.3)	1 (1.3)	
	other / unknown	227 (29.9)	1 (0.4)	0.64
Current occupation	active care / nursing work	471 (62.1)	10 (2.1)	
	physio- / occupational therapist	48 (6.3)	0 (0.0)	
	social worker	7 (0.9)	0 (0.0)	
	other / unknown	233 (30.7)	2 (0.9)	0.47
Close contact with patients		553 (72.9)	11 (2.0)	0.2
Contact with animals		396 (52.2)	6 (1.0)	1.0
Use of antibiotics		261 (34.4)	4 (1.5)	1.0
Hospital admission / surgical treatment		85 (11.2)	0 (0.0)	-
Chronic respiratory disease		83 (10.9)	0 (0.0)	-
Chronic skin disease		81 (10.7)	2 (2.5)	0.37
Caring for a dependant relative		38 (5.0)	2 (5.3)	0.12
Outpatient care		33 (4.3)	0 (0.0)	-

[a] row percent.
[b] comparison of MRSA positive against negative tested staff.

doi:10.1371/journal.pone.0169425.t001

speech therapists, social educators, social workers and other support personnel, domestic services and cleaning personnel, and also as management and administrative staff. Most health personnel worked on a general care ward or in dementia care. As part of their professional duties, almost three quarters specified that they had close contact with residents requiring care. Close contact was defined as the provision of basic care, facilitating resident mobility, treatment of bedsores and changing of bandages. In terms of personal risk factors, half of the staff specified that they had contact with pets or agricultural livestock. 34% of those surveyed had undergone antibiotic therapy in the last 12 months. Other risk factors such as hospital

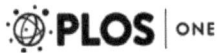 | ONE

stays and/or surgical procedures in the last year, as well as chronic respiratory diseases and chronic skin diseases, were specified by 11% in each case. Nursing staff were only rarely involved in caring for relatives in their own private domestic environment or engaged in a secondary occupation in outpatient nursing care alongside their regular job.

Residents

The vast majority of residents at the nursing homes were female and over 80 years of age (Table 2). The participants of the study were mainly assigned to levels of care 1 and 2, while 22% were assigned to level 3 (most severe level). 19% had had a hospital stay or surgical procedure in the last three months, and 19% had taken antibiotics. 13% of the residents had indwelling devices such as a urinary catheter or a feeding tube, while 13% also had a chronic disorder of the respiratory tract. Only rarely were diabetes mellitus, chronic skin diseases, decubitus or chronic wounds and required dialysis found among the risk factors.

MRSA prevalence

Nasal swabs were taken from 759 staff and 422 residents for examination for MRSA. 12 positives were found among the personnel (Table 1), putting the MRSA prevalence at 1.6% (95% CI 0.9–2.8%). The prevalence varied between 0 and 10.3% in the facilities under survey. Of those affected, ten were engaged in care duties, while eleven specified that they have close contact with residents in need of care. Two health personnel had chronic skin conditions, four had been treated with antibiotics, two cared for relatives at home, and six health personnel had a pet or contact with agricultural livestock. MRSA colonisation was found in six women and

Table 2. Description of study population (residents) and MRSA-positive cases (MRSA$_{residents}$) among residents in nursing homes.

Variable		Residents N$_{total}$ = 422 n (%)	MRSA$_{residents}$ N$_{MRSA}$ = 23 n (%)[a]	p-value[b]
Sex	female	301 (71.3)	15 (5.0)	
	male	121 (28.7)	8 (6.6)	0.49
Age in years	< 70	38 (9.0)	5 (13.2)	
	71–80	83 (19.7)	4 (4.8)	
	81–90	182 (43.1)	8 (4.4)	
	> 90	119 (28.2)	6 (5.0)	0.18
Level of care	not classified	14 (3.3)	1 (7.1)	
	care level 1	163 (38.6)	7 (4.3)	
	care level 2	151 (35.8)	9 (6.0)	
	care level 3	94 (22.3)	6 (6.4)	0.87
Use of antibiotics		82 (19.4)	7 (8.5)	0.18
Hospital admission / surgical treatment		80 (19.0)	7 (8.8)	0.17
Devices (urine catheter, gastric tube)		56 (13.3)	7 (12.5)	0.02
Chronic respiratory disease		53 (12.6)	4 (7.5)	0.51
Diabetes mellitus		41 (9.7)	2 (4.9)	1.0
Chronic skin disease		29 (6.9)	4 (13.8)	0.06
Decubitus / chronic wounds		15 (3.6)	3 (20.0)	0.04
Dialysis dependency		2 (0.5)	0 (0.0)	-

[a] row percent.
[b] comparison of MRSA positive against negative tested residents.

doi:10.1371/journal.pone.0169425.t002

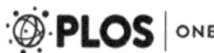

six men among the workforce. Four decolonisation treatments were performed in total, of which two were not successful. In a comparison of staff testing positive for MRSA against those testing negative, gender was the only factor that presented a statistically significant difference in the univariate analysis (p-value 0.02; Table 1). The logistic regression analysis generated an OR of 4.5 (95% CI 1.4–14.1) for male gender. A differentiated analysis in which only staff performing care duties were considered (n = 471) only generated a statistically significant result for men (OR 4.2, 95% CI 1.2–14.9) in terms of correlation between risk factor and MRSA colonisation.

Among the residents, 23 participants were tested MRSA-positive (Table 2), with a prevalence of 5.5% (95% CI 3.6–8.1%). The prevalence of MRSA ranged between 0% and 11.9% in the nursing homes. Eight wound swabs were also taken, of which one was MRSA-positive; this was for a resident whose nasal swab also tested positive. Seven of the residents with MRSA had a past hospital stay, seven had undergone a recent course of antibiotics, and seven had a urinary catheter or feeding tube. Four residents had a chronic skin disease, while four others had a chronic disorder of the respiratory tract. It was only possible to identify statistical significance in the univariate analysis for positive MRSA findings where decubitus, chronic wounds and the presence of devices were involved (Table 2). With logistic regression, an OR of 3.2 (95% CI 1.2–8.1) was derived for devices and 3.2 (95% CI 1.0–10.3) for chronic skin diseases. For other personal risk factors, there was no statistically significant association with positive MRSA findings among residents.

Distribution of MRSA findings varied greatly in the individual nursing homes (Fig 1). In five facilities, both personnel and residents were affected, in four nursing homes only residents were affected, and in one institution only staff were colonised. In nearly half of the participating nursing homes no MRSA was detected amongst staff or residents.

The genotyping of the MRSA samples has shown mainly MRSA strains that occur commonly in Germany (Fig 2A). The Rhine-Hesse (t003) and Barnim (t032) epidemic strains were identified in more than half of the isolates. In the five facilities, in which staff and residents were affected, the MRSA strains differed in both groups. The distribution of *spa* types among the study population are given in Fig 2B.

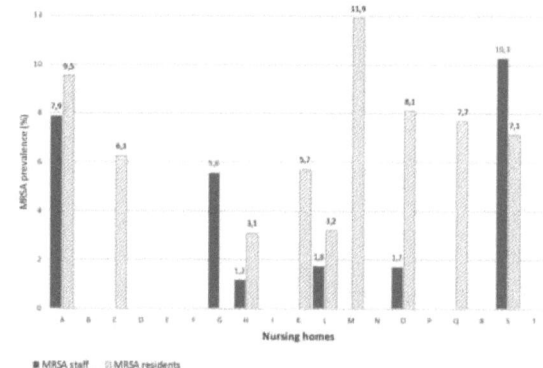

Fig 1. MRSA prevalence in 19 geriatric nursing homes in Hamburg. Prevalence is given as a percentage of total staff/residents screened and homes.

doi:10.1371/journal.pone.0169425.g001

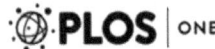

Discussion

The study on MRSA prevalence in geriatric nursing homes marks the first time that data has been available for health personnel and residents in the greater Hamburg district. It is also the largest survey to date of personnel working in geriatric care. MRSA colonisation rates of 1.6% were found in 759 personnel and 5.5% in 422 residents. The known risk factors for MRSA colonisation indicated a statistically significant association between MRSA colonisation and the male workforce. Among the residents, a correlation with chronic skin diseases and indwelling devices was identified.

Various studies are available on the MRSA colonisation of residents in geriatric nursing homes in Germany. More recent studies reported MRSA prevalence of between 2.3 and 9.2% [21–26]. In other European countries, lower prevalence of 0% and 0.3% was reported in Sweden [27] and the Netherlands [28] respectively, but there was also a higher MRSA prevalence of 12.2% in Belgium [29], 7.2% in Luxembourg [30] and 10.6% in Spain [31]. The Hamburg results for MRSA colonisation among residents of nursing homes in non-outbreak situations lie roughly in the middle of this range at 5.5%. A comparison of MRSA colonisation among health personnel with other studies is more difficult, because the studies mainly focused on hospital staff. For Germany, MRSA prevalence of between 0 and 7.7% has been specified for health personnel in geriatric nursing homes [32–35], while other countries report prevalence in the range of 5.8 to 14.5% [36–39]. However, the sample sizes for MRSA surveys of staff vary greatly. Many studies cover fewer than 100 participants.

Our analysis showed a more frequent MRSA colonisation among male staff, which was also indicated in other surveys [10, 40, 41]. Residents of geriatric care institutions frequently had indwelling devices, a risk factor for colonisation with MDROs [42] or MRSA [25, 34, 43] that was already evident in other studies.

For the MRSA samples, a molecular biological typing method was performed. This allows statements to be made on the frequency and distribution of certain MRSA clones and on the infection chain. First and foremost, the findings have shown the *spa* type t032 and t003 MRSA strains that commonly occur in Germany, as also reported by other studies [25, 32, 44, 45]. There was no evidence of possible transmission within a nursing home from resident to resident, resident to employee or vice versa. This was shown in part by the low number of positives found as well as by the variation of the strains within and among the institutions.

The staff that tested positive were first offered another control swab to eliminate the possibility of a merely short-term colonisation. If the test was again positive, the person affected was then provided with a standard Anti-MRSA Kit for decolonisation. They were then offered another swab to gauge the success of the decolonisation process. These options were only used by a few personnel, however. Only four persons in each case used the pre-/post-controls and the

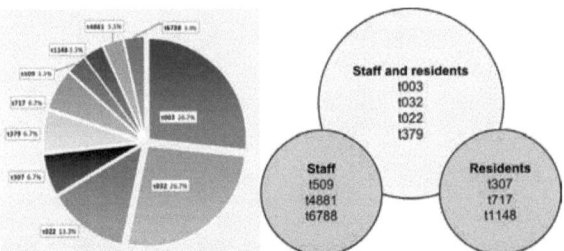

Fig 2. *Spa* typing: summary of the confirmed MRSA-positive results (A) and distribution of *spa* types among staff and residents (B).

doi:10.1371/journal.pone.0169425.g002

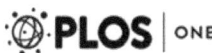

decolonisation treatment, and two health personnel remained MRSA-positive even after decolonisation. Both of them reported more than 10 years working in geriatric nursing, caring for a relative and contact with animals. The assigned occupational physicians handled further treatment.

In geriatric care facilities it is particularly important to find a balance between maintaining a sense of domestic well-being for residents and taking necessary medical or hygienic measures to prevent transmission of infections. Hand hygiene, for example, is an easy, cheap and effective way for self-protection and to prevent the transmission of pathogens [46]. In Germany, it is recommended to implement measures for a systematic compliance with standard infection control principles, which are normally adequate for preventing the spread of pathogens. Changes should be made on a case-by-case basis where known risk factors arise. For instance, isolation of MRSA-colonised or infected residents is not required as a general rule [47] and is not always an appropriate measure [48]. The described side effects of isolation have included severe depression and anxiety [49], especially in elderly people [50].

Routine screenings of personnel for MRSA is not recommended in Germany. However, in an outbreak situation affected health personnel can be examined. MRSA-positive staff are advised to perform decolonisation [15].

Different approaches were necessary to overcome initial difficulties in recruiting geriatric facilities. Face-to-face meetings were also held at institutions in the presence of relatives with a view to providing information and thus increasing the participation rate of residents. The reluctance of employers to agree is mainly attributed to the fear of numerous positive results. The frequently heard statement that MRSA-positive health staff would then take sick leave underlines the fear of the already real staff shortage in this sector. There were probably also concerns about reputational damage from high MRSA prevalence as well as increased workloads for personnel needed to prepare and support the screening. Ultimately though, the participation rate of healthcare staff in the participating institutions was a pleasing 60%.

The participation rate of residents was low, giving rise to the possibility that the results may have been distorted towards an underestimation of the actual MRSA risk. The participation procedure in accordance with data protection requirements clearly played a key role. Not all residents were able to sign the declaration of consent themselves. Guardianships as a result of dementia or other diseases may have impeded or prevented participation in the swab test.

Interest among the health personnel in the MRSA screening was much better, although they too may have been reluctant for fear of positive results. Adverse professional consequences such as stigmatisation, forced leave or mandatory professional retraining, especially where decolonisation is not possible, may have been just as critical as the fear of transmission in the domestic environment.

The lack of differentiation between transient and persistent MRSA carriage must also be mentioned as a limitation. Transient or intermittent carriers are people, who are colonised for short time periods, as opposed to persistent carriers, who are chronically colonised [12]. In this cross-sectional study only point prevalence was determined, hence a differentiation was not possible. Due to the anonymised screening method, MRSA positive staff members had to actively make contact with the study nurse to obtain a control swab. This option was only used by four personnel, as was the decolonisation results check using a new MRSA swab. The small number of positive results in our study means that it is not possible to make any valid statements on the success of the decolonisation measures.

Conclusion

The results of the study of point prevalence in geriatric nursing homes in the greater Hamburg region indicated low MRSA prevalence among health personnel and residents. The rates are

Publikation 2

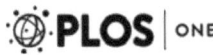
consistent with those from other studies in non-outbreak situations. The male gender was identified as a statistically significant risk factor for MRSA colonisation in this study. Among residents, the presence of chronic skin diseases and indwelling devices were shown as risk factors. The results provide a good basis for describing the MRSA risk of occupational exposure by health personnel in nursing homes.

Acknowledgments

We would like to thank all participants for their collaboration. Special thanks are directed to the HICARE-Project members for their valuable support.

Author Contributions

Conceptualization: CP AN AS.

Formal analysis: CP.

Funding acquisition: AN.

Investigation: OK.

Methodology: CP MD AS.

Project administration: CP OK AS.

Visualization: CP.

Writing – original draft: CP.

Writing – review & editing: MD OK AN AS.

References

1. Pflegestatistik 2013. Pflege im Rahmen der Pflegeversicherung Deutschlandergebnisse. Wiesbaden: Statistisches Bundesamt, 2015.

2. Pfister G, Herndler-Brandstetter D, Grubeck-Loebenstein B. Results from biomedical aging research. Trends and current examples from immunology. Bundesgesundheitsblatt Gesundheitsforschung Gesundheitsschutz. 2006; 49(6):506–12. doi: 10.1007/s00103-006-1278-8 PMID: 16673069

3. Geffers C, Gastmeier P. Nosocomial infections and multidrug-resistant organisms in Germany: epidemiological data from KISS (the Hospital Infection Surveillance System). Dtsch Arztebl Int. 2011; 108 (6):87–93. doi: 10.3238/arztebl.2011.0087 PMID: 21373275

4. Koch AM, Eriksen HM, Elstrom P, Aavitsland P, Harthug S. Severe consequences of healthcare-associated infections among residents of nursing homes: a cohort study. J Hosp Infect. 2009; 71(3):269–74. doi: 10.1016/j.jhin.2008.10.032 PMID: 19147254

5. Hübner NO, Hübner C, Kramer A. Economic aspects of the management and control of MRSA. Gesundheitswesen. 2009; 71(11):771–6. doi: 10.1055/s-0029-1241891 PMID: 19937566

6. Linder R, Thoms I, Pfenning I, Schadowski R, Mows V. The project HICARE: cross-sectoral action alliance against multi-resistant pathogens. GMS Krankenhhyg Interdiszip. 2011; 6(1):Doc25. doi: 10.3205/dgkh000182 PMID: 22242106

7. Oberdörfer H, Hübner C, Linder R, Flessa S. Additional Costs for Care of Patients with Multi-Resistant Pathogens—An Analysis from the Perspective of a Statutory Health Insurance. Gesundheitswesen. 2015; 77(11):854–60. doi: 10.1055/s-0034-1387709 PMID: 25268417

8. ECDC. Antimicrobial resistance surveillance in Europe. Stockholm; 2013.

9. Meyer E, Schröder C, Gastmeier P, Geffers C. The reduction of nosocomial MRSA infection in Germany: an analysis of data from the Hospital Infection Surveillance System (KISS) between 2007 and 2012. Dtsch Arztebl Int. 2014; 111(19):331–6. doi: 10.3238/arztebl.2014.0331 PMID: 24875457

10. Köck R, Werner P, Friedrich AW, Fegeler C, Becker K, Prevalence of Multiresistant Microorganisms Study G, et al. Persistence of nasal colonization with human pathogenic bacteria and associated

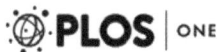

antimicrobial resistance in the German general population. New Microbes New Infect. 2016; 9:24–34. doi: 10.1016/j.nmni.2015.11.004 PMID: 26862431

11. Dulon M, Haamann F, Peters C, Schablon A, Nienhaus A. MRSA prevalence in European healthcare settings: a review. BMC Infect Dis. 2011; 11(1):138.

12. Albrich WC, Harbarth S. Health-care workers: source, vector, or victim of MRSA? Lancet Infect Dis. 2008; 8(5):289–301. doi: 10.1016/S1473-3099(08)70097-5 PMID: 18471774

13. Hawkins G, Stewart S, Blatchford O, Reilly J. Should healthcare workers be screened routinely for meticillin-resistant Staphylococcus aureus? A review of the evidence. J Hosp Infect. 2011; 77(4):285–9. doi: 10.1016/j.jhin.2010.09.038 PMID: 21292349

14. Dulon M, Peters C, Schablon A, Nienhaus A. MRSA carriage among healthcare workers in non-outbreak settings in Europe and the United States: a systematic review. BMC Infect Dis. 2014; 14(1):363.

15. Ruscher C. Empfehlungen zur Prävention und Kontrolle von Methicillinresistenten Staphylococcus aureus-Stämmen (MRSA) in medizinischen und pflegerischen Einrichtungen—Empfehlung der Kommission für Krankenhaushygiene und Infektionsprävention (KRINKO) beim Robert Koch-Institut. Bundesgesundheitsblatt Gesundheitsforschung Gesundheitsschutz. 2014; 57:695–732.

16. Dulon M, Lisiak B, Wendeler D, Nienhaus A. Occupational infectious diseases in healthcare workers 2014. Data from the Institution for Statutory Accident Insurance and Prevention in the Health and Welfare Services. Zbl Arbeitsmed. 2015; 65(4):210–6.

17. Haamann F, Dulon M, Nienhaus A. Occupationally acquired MRSA infections in the healthcare sector. Arbeitsmed Sozialmed Umweltmed. 2011; 46(10):585–9.

18. Haamann F, Dulon M, Nienhaus A. MRSA as an occupational disease: a case series. Int Arch Occup Environ Health. 2011; 84(3):259–66. doi: 10.1007/s00420-010-0610-7 PMID: 21212973

19. Statistisches Amt für Hamburg und Schleswig-Holstein. Pflegestatistik Hamburg 2013. 2015. Available: http://www.statistik-nord.de/fileadmin/Dokumente/Statistische_Berichte/arbeit_und_soziales/K_II_8_2j_t/K_II_8_2j13_HH.pdf.

20. Harmsen D, Claus H, Witte W, Rothganger J, Claus H, Turnwald D, et al. Typing of methicillin-resistant Staphylococcus aureus in a university hospital setting by using novel software for spa repeat determination and database management. J Clin Microbiol. 2003; 41(12):5442–8. doi: 10.1128/JCM.41.12.5442-5448.2003 PMID: 14662923

21. Woltering R, Hoffmann G, Daniels-Haardt I, Gastmeier P, Chaberny IF. Prevalence of methicillin-resistant Staphylococcus aureus (MRSA) in patients in long-term care in hospitals, rehabilitation centers and nursing homes of a rural district in Germany. Dtsch Med Wochenschr. 2008; 133(19):999–1003. doi: 10.1055/s-2008-1075683 PMID: 18446675

22. Ruscher C, Pfeifer Y, Layer F, Schaumann R, Levin K, Mielke M. Inguinal skin colonization with multidrug-resistant bacteria among residents of elderly care facilities: frequency, persistence, molecular analysis and clinical impact. Int J Med Microbiol. 2014; 304(8):1123–34. doi: 10.1016/j.ijmm.2014.08.006 PMID: 25194858

23. Nillius D, von Müller L, Wagenpfeil S, Klein R, Herrmann M. Methicillin-Resistant Staphylococcus aureus in Saarland, Germany: The Long-Term Care Facility Study. PLoS One. 2016; 11(4):e0153030. doi: 10.1371/journal.pone.0153030 PMID: 27073899

24. Hogardt M, Proba P, Mischler D, Cuny C, Kempf VA, Heudorf U. Current prevalence of multidrug-resistant organisms in long-term care facilities in the Rhine-Main district, Germany, 2013. Euro Surveill. 2015; 20(26).

25. Pfingsten-Würzburg S, Pieper DH, Bautsch W, Probst-Kepper M. Prevalence and molecular epidemiology of meticillin-resistant Staphylococcus aureus in nursing home residents in northern Germany. J Hosp Infect. 2011; 78(2):108–12. doi: 10.1016/j.jhin.2011.02.011 PMID: 21481969

26. Heudorf U, Gustav C, Mischler D, Schulze J. Healthcare associated infections (HAI), antibiotic use and prevalence of multidrug-resistant bacteria (MDRO) in residents of long-term care facilities: the Frankfurt HALT plus MDRO project 2012. Bundesgesundheitsblatt Gesundheitsforschung Gesundheitsschutz. 2014; 57(4):414–22. doi: 10.1007/s00103-013-1927-7 PMID: 24658671

27. Andersson H, Lindholm C, Iversen A, Giske CG, Ortqvist A, Kalin M, et al. Prevalence of antibiotic-resistant bacteria in residents of nursing homes in a Swedish municipality: healthcare staff knowledge of and adherence to principles of basic infection prevention. Scand J Infect Dis. 2012; 44(9):641–9. doi: 10.3109/00365548.2012.671956 PMID: 22680834

28. Greenland K, Rijnders MI, Mulders M, Haenen A, Spalburg E, van de Kassteele J, et al. Low prevalence of methicillin-resistant Staphylococcus aureus in Dutch nursing homes. J Am Geriatr Soc. 2011; 59 (4):768–9. doi: 10.1111/j.1532-5415.2011.03325.x PMID: 21492112

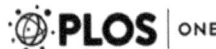

29. Jans B, Schoevaerdts D, Huang TD, Berhin C, Latour K, Bogaerts P, et al. Epidemiology of multidrug-resistant microorganisms among nursing home residents in Belgium. PLoS One. 2013; 8(5):e64908. doi: 10.1371/journal.pone.0064908 PMID: 23738011

30. Mossong J, Gelhausen E, Decruyenaere F, Devaux A, Perrin M, Even J, et al. Prevalence, risk factors and molecular epidemiology of methicillin-resistant Staphylococcus aureus (MRSA) colonization in residents of long-term care facilities in Luxembourg, 2010. Epidemiol Infect. 2013; 141(6):1199–206. doi: 10.1017/S0950268812001999 PMID: 22953727

31. Garcia-Garcia JA, Santos-Morano J, Castro C, Bayoll-Serradilla E, Martin-Ponce ML, Vergara-Lopez S, et al. Prevalence and risk factors of methicillin-resistant Staphylococcus aureus colonization among residents living in long-term care facilities in southern Spain. Enferm Infecc Microbiol Clin. 2011; 29 (6):405–10. doi: 10.1016/j.eimc.2010.12.010 PMID: 21349606

32. Gruber I, Heudorf U, Werner G, Pfeifer Y, Imirzalioglu C, Ackermann H, et al. Multidrug-resistant bacteria in geriatric clinics, nursing homes, and ambulant care—prevalence and risk factors. Int J Med Microbiol. 2013; 303(8):405–9. doi: 10.1016/j.ijmm.2013.05.002 PMID: 23770266

33. Heudorf U, Bremer V, Heuck D. Methicillin-resistant Staphylococcus aureus in Long-Term Care Facilities for the Aged in Frankfurt am Main, Germany, in 1999. Gesundheitswesen. 2001; 63(7):447–54. doi: 10.1055/s-2001-15924 PMID: 11507671

34. Neuhaus B, Bocter N, Braulke C, Heuck C, Witte W. Survey of methicillin-resistant Staphylococcus aureus in long-term facilities for the aged in northrhine westphalia. Bundesgesundheitsblatt Gesundheitsforschung Gesundheitsschutz. 2002; 45(11):894–904.

35. Becker J, Martin A. Screening for methicillin resistant Staphylococcus aureus in a nursing home for elderly. Int J Med Microbiol. Annual Meeting of the German Society for Hygiene and Microbiology DGHM; 9/2013: Urban und Fischer Verlag GmbH und Co.KG; 2013. p. 31–2.

36. Monaco M, Bombana E, Trezzi L, Regattin L, Brusaferro S, Pantosti A, et al. Meticillin-resistant Staphylococcus aureus colonising residents and staff members in a nursing home in Northern Italy. J Hosp Infect. 2009; 73(2):182–4. doi: 10.1016/j.jhin.2009.06.026 PMID: 19699010

37. March A, Aschbacher R, Dhanji H, Livermore DM, Bottcher A, Sleghel F, et al. Colonization of residents and staff of a long-term-care facility and adjacent acute-care hospital geriatric unit by multiresistant bacteria. Clin Microbiol Infect. 2010; 16(7):934–44. doi: 10.1111/j.1469-0691.2009.03024.x PMID: 19686277

38. March A, Aschbacher R, Pagani E, Sleghel F, Soelva G, Hopkins KL, et al. Changes in colonization of residents and staff of a long-term care facility and an adjacent acute-care hospital geriatric unit by multidrug-resistant bacteria over a four-year period. Scand J Infect Dis. 2014; 46(2):114–22. doi: 10.3109/00365548.2013.859392 PMID: 24344762

39. Baldwin NS, Gilpin DF, Hughes CM, Kearney MP, Gardiner DA, Cardwell C, et al. Prevalence of methicillin-resistant Staphylococcus aureus colonization in residents and staff in nursing homes in Northern Ireland. J Am Geriatr Soc. 2009; 57(4):620–6. doi: 10.1111/j.1532-5415.2009.02181.x PMID: 19392953

40. Skramm I, Moen AE, Bukholm G. Nasal carriage of Staphylococcus aureus: frequency and molecular diversity in a randomly sampled Norwegian community population. APMIS. 2011; 119(8):522–8. doi: 10.1111/j.1600-0463.2011.02758.x PMID: 21749452

41. Andersen PS, Larsen LA, Fowler VG Jr., Stegger M, Skov RL, Christensen K. Risk factors for Staphylococcus aureus nasal colonization in Danish middle-aged and elderly twins. Eur J Clin Microbiol Infect Dis. 2013; 32(10):1321–6. doi: 10.1007/s10096-013-1882-0 PMID: 23657294

42. Mody L, Maheshwari S, Galecki A, Kauffman CA, Bradley SF. Indwelling device use and antibiotic resistance in nursing homes: identifying a high-risk group. J Am Geriatr Soc. 2007; 55(12):1921–6. doi: 10.1111/j.1532-5415.2007.01468.x PMID: 18081670

43. Gibson KE, McNamara SE, Cassone M, Perri MB, Zervos M, Mody L, et al. Methicillin-resistant Staphylococcus aureus: site of acquisition and strain variation in high-risk nursing home residents with indwelling devices. Infect Control Hosp Epidemiol. 2014; 35(12):1458–65. doi: 10.1086/678599 PMID: 25419767

44. Grundmann H, Aanensen DM, van den Wijngaard CC, Spratt BG, Harmsen D, Friedrich AW, et al. Geographic distribution of Staphylococcus aureus causing invasive infections in Europe: a molecular-epidemiological analysis. PLoS Med. 2010; 7(1):e1000215. doi: 10.1371/journal.pmed.1000215 PMID: 20084094

45. Schaumburg F, Köck R, Mellmann A, Richter L, Hasenberg F, Kriegeskorte A, et al. Population dynamics among methicillin-resistant Staphylococcus aureus isolates in Germany during a 6-year period. J Clin Microbiol. 2012; 50(10):3186–92. PubMed Central PMCID: PMCPMC3457438. doi: 10.1128/JCM.01174-12 PMID: 22814464

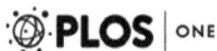

46. Conrad A, Dettenkofer M, Widmer AF. Transmission of Methicillin-resistant Staphylococcus aureus (MRSA)—Measures and concepts to improve hand hygiene. Klinikarzt. 2011; 40(3):126–32.

47. Infektionsprävention in Heimen—Empfehlung der Kommission für Krankenhaushygiene und Infektionsprävention beim Robert-Koch-Institut (RKI). Infection prevention in long-term care facilities. Recommendations of the Commission for Hospital Hygiene and Infectious Disease Prevention, located at the Robert Koch-Institute. Bundesgesundheitsblatt Gesundheitsforschung Gesundheitsschutz. 2005; 48 (9):1061–80. doi: 10.1007/s00103-005-1126-2 PMID: 16160897

48. Hughes C, Tunney M, Bradley MC. Infection control strategies for preventing the transmission of meticillin-resistant Staphylococcus aureus (MRSA) in nursing homes for older people. Cochrane Database Syst Rev. 2013; 11:CD006354.

49. Abad C, Fearday A, Safdar N. Adverse effects of isolation in hospitalised patients: a systematic review. J Hosp Infect. 2010; 76(2):97–102. doi: 10.1016/j.jhin.2010.04.027 PMID: 20619929

50. Tarzi S, Kennedy P, Stone S, Evans M. Methicillin-resistant Staphylococcus aureus: psychological impact of hospitalization and isolation in an older adult population. J Hosp Infect. 2001; 49(4):250–4. doi: 10.1053/jhin.2001.1098 PMID: 11740872

Der Umgang mit MRSA bei Beschäftigten im Gesundheitsdienst aus Sicht der Krankenhaushygiene

Infection Control Professionals' Views on the Handling of MRSA-Colonised Healthcare Workers

Autoren
Claudia Peters[1], Madeleine Dulon[2], Janna Lietz[1], Albert Nienhaus[1]

Institute
1 Institut für Versorgungsforschung in der Dermatologie und bei Pflegeberufen (CVcare), Universitätsklinikum Hamburg-Eppendorf (UKE), Hamburg
2 Berufsgenossenschaft für Gesundheitsdienst und Wohlfahrtspflege (BGW), Grundlagen der Prävention und Rehabilitation, Hamburg

Schlüsselwörter
MRSA, Besiedlung, medizinisches Personal, Hygienemitarbeiter, Krankenhaus

Key words
MRSA, colonization, healthcare workers, infection control professionals, hospital

Bibliografie
DOI https://doi.org/10.1055/s-0042-108578
Online-Publikation: 14.6.2016
Gesundheitswesen 2017; 79: 648–654
© Georg Thieme Verlag KG Stuttgart · New York
ISSN 0941-3790

Korrespondenzadresse
Claudia Peters, MPH
Institut für Versorgungsforschung in der Dermatologie und bei Pflegeberufen (CVcare)
Universitätsklinikum Hamburg-Eppendorf (UKE)
Martinistraße 52
20246 Hamburg
c.peters@uke.de

ZUSAMMENFASSUNG

Hintergrund Die Besiedlung mit Methicillin-resistentem Staphylococcus aureus (MRSA) stellt für Mitarbeiter und die medizinischen Einrichtungen eine besondere Herausforderung dar. In diesem Zusammenhang spielen Mitarbeiter der Krankenhaushygiene neben Betriebsärzten eine wesentliche Rolle. Methoden 2014 wurden Krankenhaushygiene-Mitarbeiter schriftlich zum Umgang mit MRSA-besiedeltem Personal befragt. Der Erhebungsbogen enthielt Fragen zum MRSA-Ma-nagement in Krankenhäusern sowie der Zusammenarbeit zwischen Hygienefachpersonal und Betriebsarzt. Als Vergleich wurde eine Untersuchung von Betriebsärzten zu ihren Erfahrungen bei der Betreuung von Mitarbeitern mit MRSA-Besiedlung hinzugezogen. Ergebnisse An der Befragung nahmen 124 Krankenhaushygiene-Mitarbeiter teil. Ein allgemeines Personalscreening findet vor allem in Ausbruchssituationen statt. Unterschieden wird zwischen vorübergehender und dauerhafter Besiedlung (47%). Als häufigstes Kriterium für eine MRSA-Dauerbesiedlung gelten 2 erfolglose Dekolonisierungsrunden. Eine Kooperation zwischen Hygienemitarbeiter und Betriebsarzt bei MRSA-Trägerschaft des Personals findet überwiegend statt. Die Verantwortung für Betreuung, Screening sowie Dekolonisierung der Mitarbeiter liegt bei beiden Berufsgruppen mit unterschiedlichen Schwerpunkten. Über den Umgang mit MRSA-positivem Personal wird unterschiedlich berichtet. Die Empfehlungen zur Weiterarbeit trotz Besiedlung reichen von der Einhaltung der Standardhygiene bis zum patientenfernen Einsatz oder einer Freistellung. Schlussfolgerung Der Umgang mit MRSA bei Beschäftigten im Gesundheitsdienst ist in Deutschland unterschiedlich. Krankenhaushygiene-Mitarbeiter und Betriebsärzte sind gleichermaßen in die Betreuung involviert. Klare Regelungen würden im Umgang mit multiresistenten Erregern beim Personal helfen.

ABSTRACT

Background Colonisation with methicillin-resistant Staphylococcus aureus (MRSA) is a particular challenge for medical staff and their facilities, with a key role being played by physicians alongside infection control and hospital hygiene professionals. Methods In 2014, infection control and hygiene staff were surveyed on the handling of hospital staff with MRSA colonisation. The questionnaire queried on MRSA management in hospitals and on the cooperation between hygiene staff and hospital physicians and was compared to a survey of physicians' experience with the care of MRSA-positive hospital staff. Results 124 hospital hygiene professionals participated in the survey. General screenings of staff members were reported mainly for cases of MRSA outbreak. Temporary colonisation is differentiated from permanent colonisation (47 %). 2 unsuccessful attempts at decolonisation are normally regarded as an indicator for a permanent colonisation. Generally there was cooperation between hospital physicians and hygiene staff. The responsibility for screening and decolonisation of staff members is shared by both groups with the groups placing emphasis on different focal points. Different approaches for the handling of MRSA-positive staff were reported and recommendations for the work ability vary from merely observing the standard hygiene regulation to refraining from close patient contact or even complete absence from work.

Conclusion MRSA colonisation in hospital staff is being dealt with in different manners. Infection control and hospital hygiene professionals are equally involved in the treatment. Clear regulations would benefit the handling of MRSA in staff members.

Einleitung

Methicillin-resistente Staphylococcus aureus (MRSA) sind seit Jahren ein Public Health-Problem, was zu steigenden Kosten, verlängerten Krankenhausaufenthalten und erhöhter Sterblichkeit führt [1–3]. In den letzten Jahren ist in Europa eine kontinuierliche Abnahme von MRSA zu beobachten [4]. Aktuelle Daten aus Deutschland zeigen einen Rückgang nosokomialer MRSA-Infektionen, auch wenn die genauen Ursachen unklar sind [5]. Beschäftigte im Gesundheitsdienst haben eine erhöhte Exposition für eine MRSA-Besiedlung. Für Personal wurden durchschnittliche Prävalenzraten von 4,6 % [6] und 5 % [7] ermittelt. Ein Review zu MRSA in Nichtausbruchssituationen bei medizinischem Personal in Europa und den USA fand Prävalenzen zwischen 0,2 und 15 % [8]. Untersuchungen bei Mitarbeitern medizinischer Einrichtungen in Deutschland zeigen MRSA-Prävalenzen von 0,4–5,3 % [9].

Jährlich werden zahlreiche Verdachtsanzeigen von Beschäftigten im Gesundheitsdienst aufgrund eines MRSA-Nachweises bei der Berufsgenossenschaft für Gesundheitsdienst und Wohlfahrtspflege (BGW) gemeldet [10]. Eine Anerkennung als Berufskrankheit erfolgt jedoch nur bei einer Infektion, da eine MRSA-Trägerschaft nicht als ein regelwidriger Körperzustand angesehen wird [11]. Dennoch stellen MRSA-besiedelte Mitarbeiter medizinischer Einrichtungen das Hygienemanagement vor eine besondere Situation, vor allem wenn es sich um dauerhafte oder nichtsanierbare Besiedlungen handelt. Im Mittelpunkt stehen dabei zum einen der Arbeitsschutz und die Mitarbeiterfürsorge, andererseits geht es um die Patientensicherheit und die Vermeidung der Übertragung und Weiterverbreitung von MRSA. Medizinisches Personal scheint eher als Vektor bei der indirekten Übertragung zu dienen [6]. Dennoch konnten einzelne Untersuchungen von MRSA-Ausbrüchen Mitarbeiter als Quellen identifizieren, vor allem bei einer dauerhaften Trägerschaft oder Hauterkrankungen. Die Übertragung von MRSA durch besiedelte Mitarbeiter ist jedoch nicht endgültig geklärt [7].

Empfehlungen zum Umgang mit MRSA-besiedeltem Personal sind in verschiedenen nationalen Richtlinien enthalten [z. B. [12–15]]. Für Deutschland sind die Empfehlungen der Kommission für Krankenhaushygiene und Infektionsprävention am Robert Koch-Institut (KRINKO) seit 1999 Grundlage für das MRSA-Management in medizinischen Einrichtungen [16]. In der Aktualisierung von 2014 wird empfohlen, einrichtungsbezogen Maßnahmen zum Umgang mit MRSA-besiedeltem Personal festzulegen. Ein routinemäßiges Screening des Personals sollte nur im Falle eines Ausbruchgeschehens erfolgen. Bei einem MRSA-Nachweis wird die Durchführung einer Sanierungsmaßnahme nahegelegt [9].

Wichtige Akteure bei der Prävention nosokomialer Infektionen sind die Mitarbeiter der Krankenhaushygiene. Sie haben eine zentrale Verantwortung bei der Koordinierung und Umsetzung von Hygienemaßnahmen [17]. Für den betrieblichen Gesundheitsschutz und die Prävention arbeitsbedingter Erkrankungen der Mitarbeiter sind dagegen die Betriebsärzte zuständig. Sie wurden 2012 zu ihrer Rolle im Umgang mit MRSA-besiedeltem Personal befragt [18]. Ziel dieser Arbeit ist die Befragung von Mitarbeitern der Krankenhaushygiene zu Erfahrungen und Aufgaben beim MRSA-Management. Außerdem wird der Umgang mit MRSA-Besiedlungen beim Personal mit den Erfahrungen der Betriebsärzte verglichen.

Methode

2014 fand eine Befragung bei Krankenhaushygiene-Mitarbeitern zum Umgang mit MRSA bei Beschäftigten im Gesundheitsdienst statt. Zielgruppe waren alle Mitarbeiter, die als Fachpersonal in der Krankenhaushygiene und Infektionsprävention tätig sind. Dazu zählen Krankenhaushygieniker, hygienebeauftragte Ärzte, Hygienefachkräfte sowie Hygienebeauftragte [17]. Durch eine Internetrecherche wurden deutschlandweit Krankenhäuser mit einer Hygieneabteilung gesucht. Insgesamt 338 Fragebögen wurden verschickt. Der Fragebogen gliederte sich in mehrere Themenbereiche: dem betrieblichen MRSA-Management, der Kooperation zwischen Krankenhaushygiene und Betriebsarzt, dem Personalscreening und der Dekolonisierung sowie Tätigkeitseinschränkungen für positiv getestete Mitarbeiter.

Der Fragebogen orientierte sich an der 2012 durchgeführten Befragung von Betriebsärzten zum Umgang mit MRSA-besiedeltem Personal in Deutschland [18]. Von 549 angeschriebenen Betriebsärzten nahmen 207 an der Untersuchung teil. Sie waren für die Personalbetreuung in verschiedenen Einrichtungen des Gesundheitsdienstes verantwortlich, vor allem für die Betreuung in Krankenhäusern, Rehakliniken und Altenpflegeheimen. Beide Befragungen wurden zu ausgewählten Fragestellungen miteinander verglichen.

Die Auswertungen erfolgten deskriptiv und werden in absoluten und relativen Häufigkeiten angegeben.

Ergebnisse

Insgesamt 124 Mitarbeiter der Krankenhaushygiene haben an der Befragung teilgenommen, die Responserate beträgt 37 %. Die Teilnehmer kamen aus allen 16 Bundesländern. 53 % der Befragten sind hauptberuflich als Hygienefachkraft, 15 % als Krankenhaushygieniker, 14 % als Leiter der Hygieneabteilung und 7 % als hygienebe-

⚕ Thieme

▶ **Tab. 1** MRSA bei Beschäftigten im Gesundheitsdienst – Befragung von Krankenhaushygiene-Mitarbeitern (n = 124).

		n	%
Allgemeines MRSA-Personalscreening	wird durchgeführt	72	58,1
Anlass für MRSA-Personalscreening *	generell im Ausbruchsfall	44	50,6
	bei klonaler Identität im Ausbruchsfall	28	32,2
	Einstellung von Mitarbeitern	2	2,3
	anderes	13	14,9
Verantwortlich für MRSA-Personalscreening	Krankenhaushygiene	25	36,2
	Betriebsarzt	16	23,2
	Krankenhaushygiene + Betriebsarzt	18	26,1
	Andere	10	14,5
Verantwortlich für Mitarbeiter mit MRSA-Befund	Krankenhaushygiene	32	25,8
	Betriebsarzt	68	54,8
	Krankenhaushygiene + Betriebsarzt	17	13,7
	Andere	7	5,6
Verantwortlich für MRSA-Dekolonisierung beim Personal	Krankenhaushygiene	39	39,4
	Betriebsarzt	39	39,4
	Krankenhaushygiene + Betriebsarzt	16	16,2
	Andere	5	5,1
Zusammenarbeit Hygiene und Betriebsarzt bei MRSA-positiven Mitarbeitern	findet statt	96	77,4
Qualität der Zusammenarbeit bei MRSA-positiven Mitarbeitern	sehr gut - gut	58	61,7
	zufriedenstellend	32	34,0
	eher schlecht	4	4,3
Maßnahmen zur Dekolonisierung bei erstmaliger MRSA-Besiedlung von Mitarbeitern *	nasale Sanierung	112	95,7
	Ganzkörpersanierung	104	88,9
	Rachenspülung	96	82,1
	Antibiotikabehandlung	5	4,3
	anderes	12	10,3
Verlaufsabstriche zur Kontrolle der Dekolonisierung beim Personal	werden durchgeführt	65	52,4
Abstrichkontrollen beim Personal nach Dekolonisierung laut KRINKO-Empfehlung [16] *	am 3. Tag	54	43,5
	am 10. Tag	37	29,8
	nach 1 Monat	43	34,7
	nach 3 Monaten	40	32,3
Unterscheidung MRSA-Trägerschaft vorübergehend/dauerhaft bei Mitarbeitern	findet statt	58	46,8
Kriterien für dauerhafte Besiedlung bei Mitarbeitern	mehrere Abstriche in Folge positiv#	2	2,7
	nach 1. Sanierung positiv	3	4,1
	nach 2. Sanierung positiv	37	50,7
	nach 3. Sanierung positiv	9	12,3
	andere Kriterien oder unbekannt	22	30,1

* Mehrfachnennung, # ohne Sanierung

auftragte Ärzte tätig. Bei 11 % der Teilnehmer handelt es sich um Betriebsärzte und Arbeitsmediziner, Mikrobiologen sowie Hygienefachkräfte im Rahmen der sonstigen Tätigkeit.

Die Befragung zeigt, dass ein MRSA-Personalscreening in mehr als der Hälfte der befragten Krankenhäuser durchgeführt wird. Der Anlass für ein Screening ist unterschiedlich: im Ausbruchsfall erfolgt ein Screening in 51 % der Einrichtungen generell sowie bei klonaler Identität der erkrankten Fälle bei 32 % (▶ Tab. 1). Dagegen wird bei der Einstellung neuer Mitarbeiter nur selten auf MRSA untersucht.

Die Verantwortlichkeiten für das MRSA-Hygienemanagement werden auf verschiedene Weise in den Einrichtungen geregelt. So sind für das Screening eher die Hygienemitarbeiter verantwortlich,

für den Umgang mit MRSA-besiedeltem Personal eher die Betriebsärzte und für die Durchführung der Dekolonisierung zu gleichen Teilen Hygienepersonal und Betriebsärzte. Eine Zusammenarbeit zwischen Krankenhaushygiene und Betriebsärzten in Bezug auf MRSA-positive Mitarbeiter findet größtenteils statt und wird überwiegend als gut bis sehr gut eingeschätzt. Die Maßnahmen zur Dekolonisierung beim Personal betreffen vor allem die nasale Sanierung, die Ganzkörpersanierung und/oder die Rachenspülung. Die Hälfte der Krankenhaushygiene-Mitarbeiter gibt eine Kontrolle der Sanierung nach den Empfehlungen der KRINKO an [16]. Am häufigsten werden Verlaufsabstriche am 3. Tag nach Abschluss der Maßnahme entnommen (44 %). In 47 % der Einrichtungen wird zwischen einem vorübergehenden und dauerhaften MRSA-Trägersta-

▶ **Tab. 2** MRSA bei Beschäftigten im Gesundheitsdienst, Vergleich von Krankenhaushygiene-Mitarbeitern (n = 124) und Betriebsärzten (n = 207) [18].

		Krankenhaushygiene	Betriebsärzte
		Anzahl (%)	Anzahl (%)
Innerbetriebliche Regelungen bei MRSA-Besiedlung von Mitarbeitern	Bestandteil Hygieneplan	56 (45,2)	118 (57,0)
	in Dienstvereinbarung	10 (8,1)	12 (5,8)
	auf anderem Weg festgelegt	16 (12,9)	4 (1,9)
	nein/unbekannt	42 (33,9)	73 (35,3)
Verantwortlich für Mitarbeiter mit MRSA	Krankenhaushygiene	32 (25,8)	106 (57,0)
	Betriebsarzt	68 (54,8)	80 (43,0)
	Krankenhaushygiene + Betriebsarzt	17 (13,7)	k.A.
	Andere	7 (5,6)	k.A.
Verantwortlich für MRSA-Dekolonisierung beim Personal	Krankenhaushygiene	39 (39,4)	47 (36,7)
	Betriebsarzt	39 (39,4)	24 (18,8)
	Krankenhaushygiene + Betriebsarzt	16 (16,2)	19 (14,8)
	Andere	5 (5,1)	38 (29,7)
Empfehlung zur Dekolonisierung bei MRSA-Befund beim Personal	ja	116 (93,5)	163 (78,7)
	nein, Einzelfallentscheidung	2 (1,6)	14 (6,8)
	unbekannt	6 (4,8)	30 (14,5)
Kontrolle der Dekolonisierung beim Personal	Verlaufsabstriche	65 (52,4)	44 (21,3)
	unbekannt / nicht geregelt	59 (47,6)	163 (78,8)
Freistellung MRSA-positiver Mitarbeiter	erstmalig positiver Abstrich	39 (31,5)	35 (16,9)
	wiederholt positive Abstriche	2 (1,6)	10 (4,8)
	keine Freistellung	67 (54,0)	55 (26,7)
	unbekannt	16 (12,9)	107 (51,6)
Regelung für Zeitpunkt MRSA-Abstrich	nach freiem Wochenende	10 (8,1)	12 (5,8)
	vor Dienstbeginn	12 (9,7)	24 (11,6)
	nein / unbekannt	102 (82,3)	171 (82,6)
Lokalisation MRSA-Abstrich beim Personal *	Nase	116 (93,5)	179 (86,5)
	Rachen	101 (81,5)	119 (57,5)
	Hände	6 (4,8)	19 (9,2)
* Mehrfachnennung			

tus unterschieden. Als Kriterien für eine dauerhafte Besiedlung werden wiederholt positive Befunde nach der 2. (51 %) bzw. 3. Sanierungsrunde (12 %) genannt. Ein Drittel der Befragten nennt andere Kriterien oder diese sind ihnen nicht bekannt. 2 Mitarbeiter berichten, dass aufgrund einer MRSA-Dauerbesiedlung eine Kündigung ausgesprochen wurde.

In ▶ **Tab. 2** werden die Antworten der Hygienemitarbeiter mit den Betriebsärzten aus der Befragung von Dulon et al. [18] verglichen. Innerbetriebliche Regelungen zum Umgang mit MRSA-besiedelten Mitarbeitern sind nach Aussagen beider Berufsgruppen in den meisten Einrichtungen ein Bestandteil des Hygieneplans. Jeweils ein Drittel gibt an, dass es keine solchen Regelungen gibt oder diese ihnen nicht bekannt sind. Hygienemitarbeiter sehen die Verantwortung für besiedeltes Personal vor allem beim Betriebsarzt (55 %). Betriebsärzte berichten über eine mehrheitliche Zuständigkeit von Krankenhaushygiene-Mitarbeitern (57 %) in den von ihnen betreuten Einrichtungen.

Im Falle eines MRSA-Befundes beim Personal geben Hygienemitarbeiter und Betriebsärzte an, dass in ihren Einrichtungen überwiegend eine Dekolonisierung durchgeführt wird. Das Vorgehen ist für 5 % des Hygienepersonals und 15 % der Betriebsärzte nicht bekannt. Für die Koordinierung der MRSA-Sanierung sind in den von Betriebs-

ärzten betreuten Einrichtungen in 37 % die Hygienemitarbeiter und in 19 % die Betriebsärzte selbst zuständig. In den Krankenhäusern sehen Hygienemitarbeiter die Zuständigkeit zu gleichen Teilen (je 39 %) bei Hygienepersonal und Betriebsärzten. Eine Zusammenarbeit von Hygieneverantwortlichen und zuständigem Betriebsarzt sehen jeweils etwa 15 % der Befragten. Eine Erfolgskontrolle der MRSA-Dekolonisierung durch Verlaufsabstriche wird nach Angabe des Krankenhaushygiene-Personals in der Hälfte der von ihnen betreuten Krankenhäuser vorgenommen. In den Einrichtungen der Betriebsärzte wird der Sanierungserfolg in etwa 20 % der Häuser mit Abstrichen kontrolliert.

Die Frage der grundsätzlichen Freistellung eines Mitarbeiters wegen eines positiven MRSA-Befundes wird von der Hälfte der Hygienemitarbeiter verneint. In 32 % der Krankenhäuser erfolgt eine Freistellung nach einem erstmalig positiven Abstrich, 13 % der Hygienemitarbeiter sind darüber nicht informiert und 2 % berichten über eine Freistellung erst aufgrund wiederholt positiver Abstriche. Den Betriebsärzten ist die Praxis überwiegend unbekannt, 27 % verneinen eine grundsätzliche Freistellung und in 17 % der Einrichtungen wird eine Freistellung der Mitarbeiter nach einem ersten und bei 5 % nach wiederholt positiven Befunden angegeben.

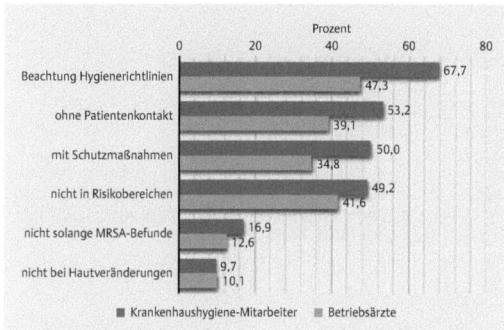

▶ **Abb. 1** Emfehlungen zur Weiterarbeit für MRSA-positive Mitarbeiter im Vergleich der Krankenhaushygiene-Mitarbeiter und Betriebsärzte * [18]. * Mehrfachnennung

Bei den Empfehlungen zur Weiterarbeit von MRSA-Trägern (▶ **Abb. 1**) wird die Beachtung der Standardhygiene von Hygienemitarbeitern und Betriebsärzten jeweils an erster Stelle genannt. Die Krankenhaushygiene-Mitarbeiter nennen häufig die patientenferne Weiterbeschäftigung, die Durchführung von Schutzmaßnahmen wie das Tragen von Nasen-Mund-Schutz und einen Einsatzstopp in Risikobereichen wie OP oder Intensivstation. Von den Betriebsärzten werden vor allem kein Einsatz in Risikobereichen, kein Patientenkontakt und die Schutzmaßnahmen aufgeführt. Dass es infolge von Tätigkeitseinschränkungen bei den betroffenen Beschäftigten zu finanziellen Einbußen kommen kann, wird von 7 % der Krankenhaushygiene-Mitarbeiter berichtet; Betriebsärzte wurden dazu nicht befragt.

Ein fester Zeitpunkt zur Entnahme der MRSA-Abstriche wird von knapp einem Fünftel genannt (▶ **Tab. 2**). Weniger als 20 % der Hygienemitarbeiter und Betriebsärzte berichten über eine Abstrichentnahme vor Dienstbeginn oder nach einem arbeitsfreien Wochenende. Als Abstrichorte werden von Hygienemitarbeitern am häufigsten Nase und Rachen benannt, Betriebsärzte geben überwiegend die Nase und knapp 60 % den Rachen an.

Diskussion

Das MRSA-Management in Krankenhäusern in Deutschland wird unterschiedlich gehandhabt. Die Betreuung des Personals erfolgt meist durch Krankenhaushygiene-Mitarbeiter und Betriebsärzte gemeinsam aber mit verschiedenen Schwerpunkten. Eine Dekolonisierung wird allgemein bei einer MRSA-Trägerschaft empfohlen. Über den Umgang mit MRSA-positivem Personal berichten Hygienemitarbeiter und Betriebsärzte sehr verschieden. Dabei wird von einem generellen Tätigkeitsverbot bis zur Weiterarbeit in der Patientenbetreuung trotz MRSA-Besiedlung mit Auflagen berichtet. Diese Auflagen reichen von der Einhaltung der Standardhygiene über die Durchführung von Schutzmaßnahmen bis zum patientenfernen Einsatz.

In einer Befragung an 130 bayrischen Kliniken durch die Gesundheitsämter gaben 51 % der Kliniken Tätigkeitsverbote in der Patientenbetreuung für Personal mit einem positiven MRSA-Befund an. 28 % der Häuser berichteten über Tätigkeitseinschränkungen

beim Patientenkontakt (nähere Angaben fehlen) für betroffene Mitarbeiter [19]. Ein sofortiges Tätigkeitsverbot für Mitarbeiter bis zur Bestätigung einer erfolgreichen Sanierung wird auch von anderen Autoren berichtet [20, 21]. Die aktuellen KRINKO-Empfehlungen legen nahe, dass Personal mit einem MRSA-Nachweis zur Vermeidung einer Übertragung auf Patienten z. B. außerhalb der Patientenversorgung eingesetzt werden kann. Die Frage nach den Voraussetzungen einer Weiterarbeit in der Patientenbetreuung ist bislang nicht gelöst, da nur unzureichende oder widersprüchliche Studienergebnisse vorliegen [9]. In den Niederlanden wird in den Empfehlungen der Werkgroep Infectiepreventie (WIP) von 2012 ein klares Verbot von patientennahen Tätigkeiten für MRSA-positives Personal ausgesprochen [15]. Die Dekolonisierung der betroffenen Mitarbeiter erfolgt nach den Richtlinien der Dutch Working Party on Antibiotic Policy (SWAB) und ist Teil der search-and-destroy Strategie [22]. In unserer Befragung berichtet die Mehrheit der Hygienemitarbeiter und Betriebsärzte von Sanierungsempfehlungen für MRSA-positives Personal. Die Erfolgskontrolle der Sanierung erfolgt dagegen unterschiedlich. Während die Hälfte der Hygienemitarbeiter von MRSA-Kontrollen sprechen, geben fast 80 % der Betriebsärzte an, darüber entweder nicht informiert zu sein oder keine Regelungen in ihren Einrichtungen zu haben. Den Empfehlungen der KRINKO von 1999 zum Monitoring mit Abschluss der Sanierungsmaßnahmen nach mindestens 3 Tagen, 10 Tagen, einem Monat und 3 Monaten [16] wird von mehr als der Hälfte der Einrichtungen gefolgt. Herr et al. berichten [19], dass 77 % der Einrichtungen Kontrollabstriche durchführen (> 3 Tage) und bei einer gescheiterten Sanierung Mitarbeiter in patientenfreie Bereiche versetzen (12 %). In der aktuellen KRINKO-Empfehlung von 2014 wird die Kontrolle der Dekolonisierung durch 3 aufeinanderfolgende, negative Abstrichuntersuchungen von jeweils Nase und Rachen sowie vormals MRSA-besiedelten Orten vorgeschlagen. Zur Sicherstellung eines dauerhaften Erfolges können weitere Kontrollabstriche z. B. nach 3, 6 und 12 Monaten durchgeführt werden [9].

Eine Unterscheidung zwischen vorübergehender und dauerhafter Besiedlung findet in fast der Hälfte der Kliniken statt. Wann eine Besiedlung als dauerhaft bezeichnet wird, ist sehr unterschiedlich. In der Hälfte der Einrichtungen wird dieses mit einem positiven MRSA-Abstrich nach der 2. Sanierungsbehandlung definiert. In der Literatur gibt es keine allgemeine Definition. Die Consensus-Empfehlungen aus Baden-Württemberg [23] empfehlen nach der 2. erfolglosen Sanierung eine weiterführende Diagnostik mit alternativen Maßnahmen. Nach der Consensus-Empfehlung wird ein Mitarbeiter als längerfristig besiedelt eingestuft, der auch nach der 3. Sanierungsrunde MRSA-positiv ist. In diesem Fall sollte in einem gemeinsamen Gespräch die weitere Tätigkeit geklärt werden.

Die Betreuung MRSA-positiver Mitarbeiter wird überwiegend von Hygienepersonal und Betriebsarzt gemeinsam geleistet. Eine Zusammenarbeit bei der Betreuung von MRSA-Trägern im Gesundheitsdienst ist nicht explizit geregelt. Zum Schutz der Beschäftigten, die Umgang mit biologischen Arbeitsstoffen haben, regelt die Biostoffverordnung die arbeitsmedizinische Vorsorge [24], deren Umsetzung in den Verantwortungsbereich des Betriebsarztes fällt. Der Schutz der Patienten vor nosokomialen Infektionen und das Verhindern einer Weiterverbreitung resistenter Krankheitserreger in medizinischen Einrichtungen ist im Infektionsschutzgesetz (IfSG) geregelt. Die Umsetzung des IfSG fällt in den Verantwortungsbereich des Hygienefachpersonals. Von den einzelnen Bundesländern werden Rechtsverordnungen über Aufgaben und Zusammensetzung von Hygienekommission, der erforderlichen personellen Ausstattung mit Hygienefachkräften sowie deren fachlicher Qualifikation in Krankenhäusern und anderen medizinischen Einrichtungen erlassen. In der Hamburgischen Verordnung wird geregelt, dass in medizinischen Einrichtungen Hygienekommissionen einzurichten sind, der neben ärztlicher Leitung, Verwaltungs- und Pflegedienstleitung auch der Krankenhaushygieniker, eine Hygienefachkraft sowie ein hygienebeauftragter Arzt angehören. Diese Kommission muss die in den Hygieneplänen festgelegten innerbetrieblichen Verfahrensweisen zur Infektionshygiene beschließen und überwachen (§4 Abs. 3 [25]).

Als Hygienefachpersonal in der Infektionsprävention werden Krankenhaushygieniker als Koordinatoren, hygienebeauftragte Ärzte mit zentraler Verantwortung für die Umsetzung von Hygienemaßnahmen, Hygienefachkräfte als zentrale Ansprechpartner und hygienebeauftragte Pflegekräfte als Schnittstelle und Multiplikatoren bezeichnet [17]. In einer Stellungnahme des Robert Koch-Instituts wird darauf hingewiesen, dass die derzeitige Ausstattung der Krankenhäuser mit Hygienefachpersonal nach wie vor nicht dem Bedarf entspricht [26].

Die vorliegende Arbeit untersucht den Umgang mit MRSA-positivem Personal in medizinischen Einrichtungen aus Sicht zweier wichtiger Akteure – den Krankenhaushygiene-Mitarbeitern und Betriebsärzten. Die Vergleichbarkeit der Befragungen ist jedoch nur mit Einschränkungen möglich. Dabei ist zunächst die unterschiedliche Untersuchungszeit von Betriebsärzten und Hygienemitarbeitern (2012 vs. 2014) zu beachten. Zwischenzeitlich können veränderte Rahmenbedingungen wie das Infektionsänderungsgesetz von 2011 Einfluss auf den Umgang mit MRSA und somit das Antwortverhalten gehabt haben. Als weiterer Punkt ist anzumerken, dass die Betriebsärzte für Einrichtungen in diversen Versorgungsbereichen zuständig waren wie Altenpflegeheimen oder ambulanten Diensten. Aufgrund der geringen Responserate kann ein Selection Bias nicht ausgeschlossen werden. Der Fragenkatalog hat nicht alle Aspekte zum MRSA-Management beim Personal in Einrichtungen des Gesundheitsdienstes berücksichtigen können. So fehlen vor allem Fragen zu den Kosten, die bei MRSA-Abstrichen und Sanierungen von Mitarbeitern anfallen und wie es sich mit Lohnfortzahlungen bei Betroffenen verhält. Des Weiteren bleibt bisher unbeantwortet, was mit Personal mit einer dauerhaften MRSA-Besiedlung passiert.

FAZIT

Trotz der Zunahme gramnegativer Erreger hat der Umgang mit MRSA-positivem Personal im Gesundheitsdienst weiterhin praktische Relevanz. Die Erfahrungen der Krankenhaushygiene-Mitarbeiter zeigen für das MRSA-Management ein sehr heterogenes Bild. Klare Regelungen für ein einheitliches Vorgehen können auch im Hinblick auf die Herausforderungen im Umgang mit anderen multiresistenten Erregern bei den Beschäftigten helfen.

Interessenkonflikt

Die Autoren geben an, dass kein Interessenkonflikt besteht.

Literatur

[1] Koch AM, Eriksen HM, Elstrom P et al. Severe consequences of healthcare-associated infections among residents of nursing homes: a cohort study. J Hosp Infect 2009; 71: 269–274

[2] Hübner NO, Hübner C, Kramer A. Ökonomische Aspekte des Hygienemangements von MRSA. Gesundheitswesen 2009; 71: 771–776

[3] Linder R, Thoms I, Pfenning I et al. The project HICARE: cross-sectoral action alliance against multi-resistant pathogens. GMS Krankenhhyg Interdiszip 2011; 6: Doc25

[4] ECDC. Antimicrobial resistance surveillance in Europe 2013. Stockholm: European Centre for Disease Prevention and Control (ECDC); 2014

[5] Meyer E, Schröder C, Gastmeier P et al. The reduction of nosocomial MRSA infection in Germany – an analysis of data from the Hospital Infection Surveillance System (KISS) between 2007 and 2012. Dtsch Ärztebl Int 2014; 111: 331–336

[6] Albrich WC, Harbarth S. Health-care workers: source, vector, or victim of MRSA? Lancet Infect Dis 2008; 8: 289–301

[7] Hawkins G, Stewart S, Blatchford O et al. Should healthcare workers be screened routinely for meticillin-resistant Staphylococcus aureus? A review of the evidence. J Hosp Infect 2011; 77: 285–289

[8] Dulon M, Peters C, Schablon A et al. MRSA carriage among healthcare workers in non-outbreak settings in Europe and the United States: a systematic review. BMC Infect Dis 2014; 14: 363

[9] Kommission für Krankenhaushygiene und Infektionsprävention am Robert Koch-Institut (KRINKO). Empfehlungen zur Prävention und Kontrolle von Methicillinresistenten Staphylococcus aureus-Stämmen (MRSA) in medizinischen und pflegerischen Einrichtungen – Empfehlung der Kommission für Krankenhaushygiene und Infektionsprävention (KRINKO) beim Robert Koch-Institut. Bundesgesundheitsbl Gesundheitsforsch Gesundheitsschutz 2014; 57: 696–732

[10] Dulon M, Wendeler D, Haamann F et al. Infektionen als Berufskrankheiten – Auswertung der Standarddaten der Berufsgenossenschaft für Gesundheitsdienst und Wohlfahrtspflege für 2007 bis 2011. Zbl Arbeitsmed 2013; 63: 36–45

[11] Nienhaus A, Kesavachandran C, Wendeler D et al. Infectious diseases in healthcare workers – an analysis of the standardised data set of a German compensation board. J Occup Med Toxicol 2012; 7: 8

[12] Muto CA, Jernigan JA, Ostrowsky BE et al. SHEA guideline for preventing nosocomial transmission of multidrug-resistant strains of Staphylococcus aureus and enterococcus. Infect Control Hosp Epidemiol 2003; 24: 362–386

[13] Coia JE, Duckworth GJ, Edwards DI et al. Guidelines for the control and prevention of meticillin-resistant Staphylococcus aureus (MRSA) in healthcare facilities. J Hosp Infect 2006; 63 (Suppl 1): S1–S44

[14] Siegel JD, Rhinehart E, Jackson M et al. 2007; Guideline for Isolation Precautions: Preventing Transmission of Infectious Agents in Health Care Settings. Am J Infect Control 2007; 35: S65–S164

[15] Werkgroep Infectiepreventie (WIP). Meticilline-resistente Staphylococcus aureus (MRSA). 2012

[16] Kommission für Krankenhaushygiene und Infektionsprävention am Robert Koch-Institut (KRINKO). Empfehlung zur Prävention und Kontrolle von Methicillin-resistenten Staphylococcus-aureus-Stämmen (MRSA) in Krankenhäusern und anderen medizinischen Einrichtungen – Mitteilung der Kommission für Krankenhaushygiene und Infektionsprävention am RKI. Bundesgesundheitsbl Gesundheitsforsch Gesundheitsschutz 1999; 42: 954–958

[17] Gastmeier P, Kirchhoff I, Reinhardt A et al. Personelle und organisatorische Voraussetzungen zur Prävention nosokomialer Infektionen. Empfehlung der Kommission für Krankenhaushygiene und Infektionsprävention. Bundesgesundheitsbl Gesundheitsforsch Gesundheitsschutz 2009; 52: 951–962

[18] Dulon M, Haamann F, Nienhaus A. Involvement of occupational physicians in the management of MRSA-colonised healthcare workers in Germany – a survey. J Occup Med Toxicol 2013; 8: 16

[19] Herr C, Fembacher L, Bischoff H et al. Management von Antibiotika-resistenten Erregern in bayerischen Kliniken: Ergebnisse einer systematischen Erhebung und Perspektiven zur Bildung eines landesweiten Netzwerks „multiresistente Erreger". Gesundheitswesen 2009; 71: 755–762

[20] Kaminski A, Kammler J, Wick M et al. Transmission of methicillin-resistant Staphylococcus aureus among hospital staff in a German trauma centre: a problem without a current solution? J Bone Joint Surg Br 2007; 89: 642–645

[21] Kniehl E, Becker A, Forster DH. Bed, bath and beyond: pitfalls in prompt eradication of methicillin-resistant Staphylococcus aureus carrier status in healthcare workers. J Hosp Infect 2005; 59: 180–187

[22] Wertheim HF, Nouwen JL, Bonten MJ et al. Optimalization of the Antibiotic Policy in the Netherlands XI: Revision Swab Guideline for the Treatment of MRSA Carriage – Dutch Working Party on Antibiotic Policy. SWAB; HB Nijmege: University Medical Centre St. Radboud; 2012

[23] von Baum H, Dettenkofer M, Föll M et al. Consensus-Empfehlung Baden-Württemberg: Umgang mit MRSA-positivem Personal. Hyg Med 2008; 33: 25–29

[24] Ausschuss für biologische Arbeitsstoffe. TRBA 250 – Biologische Arbeitsstoffe im Gesundheitswesen und in der Wohlfahrtspflege (21.07.2015). Im Internet: www.baua.de/de/Themen-von-A-Z/Biologische-Arbeitsstoffe/TRBA/pdf/TRBA-250.pdf?__blob = publicationFile Stand: 11.08.2015

[25] Hamburgische Verordnung über die Hygiene und Infektionsprävention in medizinischen Einrichtungen (HmbMedHygVO). HmbGVBl 2012; 137–140

[26] Mielke M, Nassauer A, Ruscher C et al. Infektionen am RKI. Bericht der Bundesregierung über nosokomiale Infektionen und Erreger mit speziellen Resistenzen und Multiresistenzen. Robert Koch-Institut (RKI). Berlin: Heenemann GmbH & Co; 2014

3 Literaturverzeichnis

ABAS, Ausschuss für biologische Arbeitsstoffe (2014). *TRBA 250 – Biologische Arbeitsstoffe im Gesundheitswesen und in der Wohlfahrtspflege. http://www.baua.de/de/Themen-von-A-Z/Biologische-Arbeitsstoffe/TRBA/pdf/TRBA-250.pdf?_blob=publicationFile (Stand 28.11.2016).*

Albrich WC, Harbarth S (2008). *Health-care workers: source, vector, or victim of MRSA? Lancet Infect Dis; 8: 289-301.*

Andersen PS, Larsen LA, Fowler VG, Jr., Stegger M, Skov RL, Christensen K (2013). *Risk factors for Staphylococcus aureus nasal colonization in Danish middle-aged and elderly twins. Eur J Clin Microbiol Infect Dis; 32: 1321-6.*

Andersson H, Lindholm C, Iversen A, Giske CG, Örtqvist Å, Kalin M, Fossum B (2012). *Prevalence of antibiotic-resistant bacteria in residents of nursing homes in a Swedish municipality: Healthcare staff knowledge of and adherence to principles of basic infection prevention. Scand J Infect Dis; 44: 641-49.*

Askarian M, Yadollahi M, Kuochak F, Danaei M, Vakili V, Momeni M (2011). *Precautions for health care workers to avoid hepatitis B and C virus infection. Int J Occup Environ Med; 2: 191-8.*

Baldwin NS, Gilpin DF, Hughes CM, Kearney MP, Gardiner DA, Cardwell C, Tunney MM (2009). *Prevalence of methicillin-resistant Staphylococcus aureus colonization in residents and staff in nursing homes in Northern Ireland. J Am Geriatr Soc; 57: 620-6.*

BAuA, Bundesanstalt für Arbeitsschutz und Arbeitsmedizin (2016a). *Merkblatt zur BK Nr. 3101: Infektionskrankheiten, wenn der Versicherte im Gesundheitsdienst, in der Wohlfahrtspflege oder in einem Laboratorium tätig oder durch eine andere Tätigkeit der Infektionsgefahr in ähnlichem Maße besonders ausgesetzt war. http://www.baua.de/de/Themen-von-A-Z/Berufskrankheiten/Dokumente/Merkblaetter.html (Stand 28.11.2016).*

BAuA, Bundesanstalt für Arbeitsschutz und Arbeitsmedizin (2016b). *Ratgeber zur Gefährdungsbeurteilung, Handbuch für Arbeitsschutzfachleute. https://www.baua.de/de/Publikationen/Fachbuchreihe/Gefaehrdungsbeurteilung.pdf (Stand 28.11.2016).*

Becker J, Martin A (2013). *Screening for methicillin resistant Staphylococcus aureus in a nursing home for elderly. Int J Med Microbiol; 303: 31-32.*

BGW, Berufsgenossenschaft für Gesundheitsdienst und Wohlfahrtspflege (2016). *Zahlen – Daten – Fakten 2015: Ihre Berufsgenossenschaft. https://www.bgw-online.de/DE/Medien-Service/Medien-Center/Medientypen/bgw-grundlagen/SX-JBL15-Jahresbericht-2015.html (Stand 28.11.2016).*

BiB, Bundesinstitut für Bevölkerungsforschung (2015). *Zahlen und Fakten. Pflegebedürftige werden meistens zu Hause versorgt: Pflegebedürftige Personen nach Art der Versorgung, 2013. http://www.demografie-portal.de/SharedDocs/Informieren/DE/ZahlenFakten/Pflegebeduerftige_Versorgung.html (Stand 28.11.2016).*

Destatis, Statistisches Bundesamt (2010). *Demografischer Wandel in Deutschland. Heft 2 Auswirkungen auf Krankenhausbehandlungen und Pflegebedürftige im Bund und in den Ländern. https://www.destatis.de/DE/Publikationen/Thematisch/Bevoelkerung/DemografischerWandel/KrankenhausbehandlungPflegebeduerftige.html (Stand 28.11.2016).*

Destatis, Statistisches Bundesamt (2015). *Pflegestatistik 2013. Pflege im Rahmen der Pflegeversicherung, Deutschlandergebnisse. https://www.destatis.de/DE/Publikationen/Thematisch/Gesundheit/Pflege/PflegeDeutschlandergebnisse.html (Stand 28.11.2016).*

Dulon M, Haamann F, Peters C, Schablon A, Nienhaus A (2011). *MRSA prevalence in European healthcare settings: a review. BMC Infect Dis; 11: 138.*

Dulon M, Haamann F, Nienhaus A (2013). *Involvement of occupational physicians in the management of MRSA-colonised healthcare workers in Germany - a survey. J Occup Med Toxicol; 8: 16.*

Dulon M, Peters C, Schablon A, Nienhaus A (2014). *MRSA carriage among healthcare workers in non-outbreak settings in Europe and the United States: a systematic review. BMC Infect Dis; 14: 363.*

Dulon M, Lisiak B, Wendeler D, Nienhaus A (2015). *Occupational infectious diseases in healthcare workers 2014. Zbl Arbeitsmed; 65: 210-16.*

Engelhart ST, Hanses-Derendorf L, Exner M, Kramer MH (2005). *Prospective surveillance for health care-associated infections in German nursing home residents. J Hosp Infect; 60: 46-50.*

EurSafety Health-Net (2013). *MRSA-Typisierungen 2012–2013. http://www.eursafety.eu/pdf/spa_Typisierungen_EurSafety_2012_2013.pdf (Stand 28.11.2016).*

Garcia-Garcia JA, Santos-Morano J, Castro C, Bayoll-Serradilla E, Martin-Ponce ML, Vergara-Lopez S, Martin-Rodriguez LM, Mateos-Gomez A, de la Cueva J, Martin-Mazuelos E, Gomez-Mateos JM, Corzo-Delgado JE (2011). *Prevalence and risk factors of methicillin-resistant Staphylococcus aureus colonization among residents living in long-term care facilities in southern Spain. Enferm Infecc Microbiol Clin; 29: 405-10.*

Geffers C, Gastmeier P (2011). *Nosocomial infections and multidrug-resistant organisms in Germany: epidemiological data from KISS (the Hospital Infection Surveillance System). Dtsch Arztebl Int; 108: 87-93.*

Greenland K, Rijnders MI, Mulders M, Haenen A, Spalburg E, van de Kassteele J, de Neeling A, Stobberingh E (2011). *Low prevalence of methicillin-resistant Staphylococcus aureus in Dutch nursing homes. J Am Geriatr Soc; 59: 768-9.*

Gruber I, Heudorf U, Werner G, Pfeifer Y, Imirzalioglu C, Ackermann H, Brandt C, Besier S, Wichelhaus TA (2013). *Multidrug-resistant bacteria in geriatric clinics, nursing homes, and ambulant care-prevalence and risk factors. Int J Med Microbiol; 303: 405-9.*

Grundmann H, Aanensen DM, van den Wijngaard CC, Spratt BG, Harmsen D, Friedrich AW, the European Staphylococcal Reference Laboratory Working Group (2010). *Geographic Distribution of Staphylococcus aureus Causing Invasive Infections in Europe: A Molecular-Epidemiological Analysis. PLoS Med; 7: e1000215.*

Haamann F, Dulon M, Nienhaus A (2011). *MRSA as an occupational disease: a case series. Int Arch Occup Environ Health; 84: 259-66.*

Hansen D, Ross D, Hilgenhöner M, Loss R, Grandek M, Blättler T, Popp W (2011). *Umgang mit Wäsche und Abfall in Alten- und Pflegeheimen. Bundesgesundheitsbl 11: 1153-60.*

Hawkins G, Stewart S, Blatchford O, Reilly J (2011). *Should healthcare workers be screened routinely for meticillin-resistant Staphylococcus aureus? A review of the evidence. J Hosp Infect; 77: 285-9.*

Herr C, Fembacher L, Bischoff H, Billing J, Otto-Karg I, Lehner-Reindl V, Holler C (2009). *Management von Antibiotika-resistenten Erregern in bayerischen Kliniken: Ergebnisse einer systematischen Erhebung und Perspektiven zur Bildung eines landesweiten Netzwerks „multiresistente Erreger". Gesundheitswesen; 71: 755-62.*

Heuck D, Witte W (2003). *Methicillin-resistente Staphylococcus aureus (MRSA) in deutschen Alten- und Pflegeheimen – Zur Situation. Epidemiol Bull; 19: 145-48.*

Heudorf U, Hentschel W (2000). *Hygiene in Alten- und Pflegeheimen – Erfahrungen aus der Überwachung des Gesundheitsamtes der Stadt Frankfurt am Main von 1989 bis 1998. Das Gesundheitswesen; 62: 670-77.*

Heudorf U, Bremer V, Heuck D (2001). *MRSA-Besiedelung bei Bewohnern von Alten- und Pflegeheimen sowie bei Patienten einer geriatrischen Rehabilitationsklinik in Frankfurt am Main, 1999. Das Gesundheitswesen; 63: 447-54.*

Heudorf U, Boehlcke K, Schade M (2012). *Healthcare-associated infections in long-term care facilities (HALT) in Frankfurt am Main, Germany, January to March 2011. Euro Surveill; 17.*

Heudorf U, Gustav C, Mischler D, Schulze J (2014). *Nosokomiale Infektionen, systemischer Anti-biotikaeinsatz und multiresistente Erreger bei Bewohnern von Altenpflegeheimen. Bundes-gesundheitsbl; 57: 414-22.*

Hogardt M, Proba P, Mischler D, Cuny C, Kempf VA, Heudorf U (2015). *Current prevalence of multi-drug-resistant organisms in long-term care facilities in the Rhine-Main district, Germany, 2013. Euro Surveill; 20.*

Jans B, Schoevaerdts D, Huang TD, Berhin C, Latour K, Bogaerts P, Nonhoff C, Denis O, Catry B, Glupczynski Y (2013). *Epidemiology of multidrug-resistant microorganisms among nursing home residents in Belgium. PLoS One; 8: e64908.*

Kaminski A, Kammler J, Wick M, Muhr G, Kutscha-Lissberg F (2007). *Transmission of methicillin-resistant Staphylococcus aureus among hospital staff in a German trauma centre: a problem without a current solution? J Bone Joint Surg Br; 89: 642-5.*

Kniehl E, Becker A, Forster DH (2005). *Bed, bath and beyond: pitfalls in prompt eradication of methi-cillin-resistant Staphylococcus aureus carrier status in healthcare workers. J Hosp Infect; 59: 180-7.*

Köck R, Mellmann A, Schaumburg F, Friedrich AW, Kipp F, Becker K (2011). *The epidemiology of methi-cillin-resistant Staphylococcus aureus (MRSA) in Germany. Dtsch Arztebl Int; 108: 761-7.*

Köck R, Werner P, Friedrich AW, Fegeler C, Becker K (2016). *Persistence of nasal colonization with human pathogenic bacteria and associated antimicrobial resistance in the German general popu-lation. New Microbe and New Infect; 9: 24-34.*

KRINKO (1999). *Empfehlung zur Prävention und Kontrolle von Methicillin-resistenten Staphylococcus aureus-Stämmen (MRSA) in Krankenhäusern und anderen medizinischen Einrichtungen Mit-teilung der Kommission für Krankenhaushygiene und Infektionsprävention am RKI. Bundes-gesundheitsbl; 42: 954-58.*

KRINKO (2005). *Infektionsprävention in Heimen. Bundesgesundheitsbl; 48: 1061-80.*

KRINKO (2009). *Personelle und organisatorische Voraussetzungen zur Prävention nosokomiale Infektionen. Bundesgesundheitsbl; 52: 951.*

KRINKO (2012). *Hygienemaßnahmen bei Infektionen oder Besiedlung mit multiresistenten gramnega-tiven Stäbchen. Bundesgesundheitsbl; 55: 1311-54.*

KRINKO (2014). *Empfehlungen zur Prävention und Kontrolle von Methicillin-resistenten Staphylococcus aureus-Stämmen (MRSA) in medizinischen und pflegerischen Einrichtungen. Bundesgesundheitsbl; 57: 695-732.*

KRINKO (2015). *Infektionsprävention im Rahmen der Pflege und Behandlung von Patienten mit über-tragbaren Krankheiten. Bundesgesundheitsbl; 58: 1151-70.*

Lakdawala N, Pham J, Shah M, Holton J (2011). *Effectiveness of low-temperature domestic laundry on the decontamination of healthcare workers' uniforms. Infect Control Hosp Epidemiol; 32: 1103-8.*

Lietz J, Westermann C, Nienhaus A, Schablon A (2016). *The Occupational Risk of Influenza A (H1N1 Infection among Healthcare Personnel during the 2009 Pandemic: A Systematic Review and Meta-Analysis of Observational Studies. PLoS One; 11: e0162061.*

March A, Aschbacher R, Dhanji H, Livermore DM, Bottcher A, Sleghel F, Maggi S, Noale M, Larcher C, Woodford N (2010). *Colonization of residents and staff of a long-term-care facility and adjacent acute-care hospital geriatric unit by multiresistant bacteria. Clin Microbiol Infect; 16: 934-44.*

March A, Aschbacher R, Pagani E, Sleghel F, Soelva G, Hopkins KL, Doumith M, Innocenti P, Burth J, JPiazzani F, Woodford N (2014). *Changes in colonization of residents and staff of a long-term care facility and an adjacent acute-care hospital geriatric unit by multidrug-resistant bacteria over a four-year period. Scand J Infect Dis; 46: 114-22.*

Mattner F, Bange FC, Meyer E, Seifert H, Wichelhaus TA, Chaberny IF (2012). *Preventing the spread of multidrug-resistant gram-negative pathogens: recommendations of an expert panel of the German Society For Hygiene and Microbiology. Dtsch Arztebl Int; 109: 39-45.*

Monaco M, Bombana E, Trezzi L, Regattin L, Brusaferro S, Pantosti A, Goglio A (2009). *Meticillin-resistant Staphylococcus aureus colonising residents and staff members in a nursing home in Northern Italy. J Hosp Infect; 73: 182-84.*

Mossong J, Gelhausen E, Decruyenaere F, Devaux A, Perrin M, Even J, Heisbourg E (2013). *Prevalence, risk factors and molecular epidemiology of methicillin-resistant Staphylococcus aureus (MRSA) colonization in residents of long-term care facilities in Luxembourg, 2010. Epidemiol Infect; 141: 1199-206.*

Neuhaus B, Bocter N, Braulke C, Heuck C, Witte W (2002). *Studie zum Vorkommen von Methicillin-resistenten Staphylococcus aureus in Alten- und Altenpflegeheimen in Nordrhein-Westfalen. Bundesgesundheitsbl; 45: 894-904.*

Nienhaus A, Dulon M (2013). *MRSA bei Beschäftigten im Gesundheitsdienst aus der Perspektive der Berufsgenossenschaft für Gesundheitsdienst und Wohlfahrtspflege. Arbeitsmed Sozialmed Umweltmed; 48: 196-200.*

Nienhaus A, Schablon A, Preisser AM, Ringshausen FC, Diel R (2014). *Tuberculosis in healthcare workers – a narrative review from a German perspective. J Occup Med Toxicol; 9: 9.*

Nillius D, von Müller L, Wagenpfeil S, Klein R, Herrmann M (2016). *Methicillin-Resistant Staphylococcus aureus in Saarland, Germany: The Long-Term Care Facility Study. PLoS One; 11: e0153030.*

Nordstrom JM, Reynolds KA, Gerba CP (2012). *Comparison of bacteria on new, disposable, laundered, and unlaundered hospital scrubs. Am J Infect Control; 40: 539-43.*

Peters C, Schablon A, Harling M, Wohlert C, Costa JT, Nienhaus A (2011). *The occupational risk of Helicobacter pylori infection among gastroenterologists and their assistants. BMC Infect Dis; 11: 154.*

Peters C, Schablon A, Bollongino K, Maass M, Kass D, Dulon M, Diel R, Nienhaus A (2014). *Multiresistant pathogens in geriatric nursing - infection control in residential facilities for geriatric nursing in Germany. GMS Hyg Infect Control; 9: Doc22.*

Pfingsten-Würzburg S, Pieper DH, Bautsch W, Probst-Kepper M (2011). *Prevalence and molecular epidemiology of meticillin-resistant Staphylococcus aureus in nursing home residents in northern Germany. J Hosp Infect; 78: 108-12.*

Pfister G, Herndler-Brandstetter D, Grubeck-Loebenstein B (2006). *Ergebnisse aus der biomedizinischen Alternsforschung. Bundesgesundheitsbl; 49: 506-12.*

Ruscher C, Schaumann R, Mielke M (2012). *Herausforderungen durch Infektionen und mehrfachresistente Bakterien bei alten Menschen in Heimen. Bundesgesundheitsbl; 55: 1444-52.*

Ruscher C, Pfeifer Y, Layer F, Schaumann R, Levin K, Mielke M (2014). *Inguinal skin colonization with multidrug-resistant bacteria among residents of elderly care facilities: frequency, persistence, molecular analysis and clinical impact. Int J Med Microbiol; 304: 1123-34.*

Schaumburg F, Kock R, Mellmann A, Richter L, Hasenberg F, Kriegeskorte A, Friedrich AW, Gatermann S, Peters G, von Eiff C, Becker K (2012). *Population dynamics among methicillin-resistant Staphylococcus aureus isolates in Germany during a 6-year period. J Clin Microbiol; 50: 3186-92.*

Skramm I, Moen AE, Bukholm G (2011). *Nasal carriage of Staphylococcus aureus: frequency and molecular diversity in a randomly sampled Norwegian community population. APMIS; 119: 522-8.*

Statistik-Nord, Statistisches Amt für Hamburg und Schleswig-Holstein (2015). *Pflegestatistik Hamburg 2013. http://www.statistik-nord.de/fileadmin/Dokumente/Statistische_Berichte/arbeit_und_soziales/K_II_8_2j_t/K_II_8_2j13_HH.pdf (Stand 28.11.2016).*

Stranzinger J, Kindel J, Henning M, Wendeler D, Nienhaus A (2016). *Prevalence of CMV infection among staff in a metropolitan children's hospital- occupational health screening findings. GMS Hyg Infect Control; 11: Doc20.*

Vogel U, Kurzai O, Claus H, Knaust A, Pitten F (2005). *Spa-Typisierung von Methicillin-resistenten Staphylococcus aureus Stämmen am Universitätsklinikum Würzburg. Mikrobiologe; 15.*

Von Baum H, Schmidt C, Svoboda D, Bock Hensley O, Wendt C (2002). *Risk Factors for Methicillin Resistant Staphylococcus aureus Carriage in Residents of German Nursing Homes. Infect Control Hosp Epidemiol; 23: 511-15.*

Wertheim HFL, Melles DC, Vos MC, van Leeuwen W, van Belkum A, Verbrugh HA, Nouwen JL (2005). *The role of nasal carriage in Staphylococcus aureus infections. Lancet Infect Dis; 5: 751-62.*

Westermann C, Peters C, Lisiak B, Lamberti M, Nienhaus A (2015). *The prevalence of hepatitis C among healthcare workers: a systematic review and meta-analysis. Occup Environ Med; 72: 880-8.*

WIP, Werkgroep Infectiepreventie (2012). *WIP-Richtlijn - Ziekenhuisen - Meticilline-resistente Staphylococcus aureus (MRSA). http://www.rivm.nl/Documenten_en_publicaties/Professioneel_Praktisch/Richtlijnen/Infectieziekten/WIP_Richtlijnen/Actuele_WIP_Richtlijnen/Ziekenhuizen/WIP_richtlijn_MRSA_ZKH/Download/WIP_Richtlijn_MRSA_Ziekenhuizen (Stand 28.11.2016).*

Witte W (2009). *Auftreten und Verbreitung von MRSA in Deutschland 2008. Bericht aus dem Nationalen Referenzzentrum für Staphylokokken. EpiBull 17/2009.*

Woltering R, Hoffmann G, Daniels-Haardt I, Gastmeier P, Chaberny IF (2008). *MRSA-Prävalenz in medizinischen und pflegerischen Einrichtungen eines Landkreises. Dtsch Med Wochenschr; 133: 999-1003.*

4 Abkürzungsverzeichnis

ABAS	Ausschuss für biologische Arbeitsstoffe
BAuA	Bundesanstalt für Arbeitsschutz und Arbeitsmedizin
BGW	Berufsgenossenschaft für Gesundheitsdienst und Wohlfahrtspflege
BiB	Bundesinstitut für Bevölkerungsforschung
BK	Berufskrankheit
BMG	Bundesministerium für Gesundheit
CVcare	Competenzzentrum Epidemiologie und Versorgungsforschung bei Pflegeberufen
Destatis	Statistisches Bundesamt
ESBL	Extended-Spectrum-Beta-Laktamasen
KISS	Krankenhaus-Infektions-Surveillance-System
KRINKO	Kommission für Krankenhaushygiene und Infektionsprävention
LTBI	latente Tuberkuloseinfektion
MRE	multiresistente Erreger
MRGN	multiresistente gramnegative Erreger
MRSA	Methicillin-resistenter *Staphylococcus aureus*
OR	Odds Ratio
SGB	Sozialgesetzbuch
***spa*-Typisierung**	*Staphylococcus aureus* Protein **A** Gen – Typisierung
TB	Tuberkulose
TRBA	Technische Regeln für Biologische Arbeitsstoffe
VRE	Vancomycin-resistente Enterokokken

5 Abbildungsverzeichnis

Abbildung 1: Versorgung Pflegebedürftiger in Deutschland 2013   21

Abbildung 2: Schnittstellenprobleme beim Thema MRE zwischen
Altenpflegeeinrichtungen und anderen Akteuren   24

Abbildung 3: Flyer zum MRSA-Screening   25

Abbildung 4: Probenentnahme zur Untersuchung auf MRSA   26

Abbildung 5: Berufsabschlüsse in Pflegeeinrichtungen im Vergleich von
MRSA-Studie und Hamburger Einrichtungen 2013   32

Abbildung 6: Krankenhaushygiene-Mitarbeiter und Betriebsärzte im
Vergleich zum Umgang mit MRSA-positiven Beschäftigten   35

Abbildung 7: MRSA-Verdachtsanzeigen und anerkannte Berufskrankheiten
nach Bereichen 2008–2012   40

6 Tabellenverzeichnis

Tabelle 1: Verdachtsanzeigen und anerkannte Berufskrankheiten 2014
bei der BGW   18

Tabelle 2: Risikofaktoren für eine MRSA-Besiedlung beim Personal
in der stationären Altenpflege in Hamburg 2014–2015   27

Tabelle 3: Risikofaktoren für eine MRSA-Besiedlung der Bewohner in
der stationären Altenpflege in Hamburg 2014–2015   30